H.-W. Hense   U. Keil

Das Münchner Blutdruckprogramm

Ein Demonstrationsprojekt
zur Hypertoniebekämpfung in der Bevölkerung

Springer-Verlag

Berlin Heidelberg New York London Paris
Tokyo Hong Kong Barcelona Budapest

Dr. med. Hans-Werner Hense
Institut für Medizinische Informatik und Systemforschung
der Gesellschaft für Strahlen- und Umweltforschung mbH
Arbeitsgruppe Epidemiologie
Ingolstädter Landstraße 1, W-8042 Neuherberg , BRD

Prof. Dr. med. Ulrich Keil, Ph. D.
Ruhr Universität Bochum, Medizinische Fakultät
Abteilung für Sozialmedizin und Epidemiologie
Overbergstraße 17, W-4630 Bochum 1, BRD

Mit 22 Abbildungen

ISBN-13: 978-3-540-53586-7   e-ISBN-13: 978-3-642-76365-6
DOI: 10.1007/978-3-642-76365-6
CIP-Titelaufnahme der Deutschen Bibliothek
Hense, Hans-W.: Das Münchner Blutdruckprogramm: ein Demonstrationsprojekt zur
Hypertoniebekämpfung in der Bevölkerung / H.-W. Hense; U. Keil. – Berlin; Heidelberg;
New York; London; Paris; Tokyo; Hong Kong; Barcelona; Budapest: Springer, 1991
   ISBN-13: 978-3-540-53586-7 (Berlin ...)
NE: Keil, Ulrich:

19/3130-543210 – Gedruckt auf säurefreiem Papier

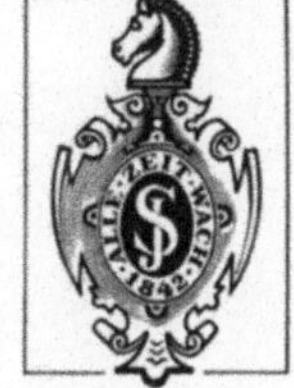

VORWORT

Wir freuen uns sehr darüber, daß das Münchner Blutdruck-Programm (MBP), welches Anfang der 80er Jahre mit relativ geringen finanziellen Mitteln in München begonnen wurde, nicht nur erfolgreich abgeschlossen werden konnte, sondern nun mit der Verleihung des „Hufeland-Preises 1989 für vorbeugende Gesundheitspflege" eine so hohe Auszeichnung erfahren hat.

Schon zu Beginn des Münchner Blutdruck-Programmes haben wir immer wieder betont, daß wir den Risikofaktor Hypertonie als besonders gut anzugehenden *Einstiegsrisikofaktor* ansehen und daß wir den beiden anderen klassischen Risikofaktoren Zigarettenrauchen und Hypercholesterinämie ebenso große Bedeutung für die Verursachung von Herzkreislaufkrankheiten beimessen. Es ist tatsächlich so, daß aus den großen epidemiologischen Kohortenstudien der letzten Jahrzehnte eindeutig hervorgeht, daß die Risikofaktoren Hypertonie, Hypercholesterinämie und Zigarettenrauchen mit ähnlich hohen Risiken für Herzkreislaufkrankheiten einhergehen und bei Zusammentreffen eine synergetische Wirkung entfalten.

Es ist schon lange klar, daß über die drei klassischen Risikofaktoren hinaus weitere Risikofaktoren eine mehr oder weniger wichtige Rolle für die Entstehung der Herzkreislaufkrankheiten spielen. Es gibt ein bekanntes Papier, welches 242 kardiovaskuläre Risikofaktoren aufzählt.

Für den Epidemiologen und Präventivmediziner ist es aber besonders wichtig, sich auf das Wesentliche zu konzentrieren und dies bedeutet, immer wieder zu betonen, daß den drei klassischen Risikofaktoren zentrale Bedeutung zukommt. In diesem Sinne möchten wir an ein Wort des früh verstorbenen Epidemiologen Manfred Pflanz erinnern, der schon vor 15 Jahren die Bekämpfung der klassischen Risikofaktoren ansprach: „Die wirksame Bekämpfung der Risikofaktoren Hypertonie, Übergewicht und Zigarettenrauchen zielt nicht allein auf die Verminderung von Herzkreislaufkrankheiten ab, sondern verspricht von allen heute praktikablen Maßnahmen generell die größte gesundheitliche Dividende."

Aus dieser Sicht scheint eine Reduktion der Mortalität an Herzkreislaufkrankheiten in der Altersgruppe 30 bis 69 Jahre um 30–50 % bis zum Jahr 2000 möglich, sofern die dazu notwendigen Anstrengungen unternommen werden. Wesentliche Schritte auf diesem Weg sind

1. Stärkung des Nationalen Blutdruck-Programms als Sektion der Deutschen Liga zur Bekämpfung des hohen Blutdrucks.

2. Aufbau eines Nationalen Cholesterin-Programmes nach dem Vorbild des amerikanischen National High Blood Cholesterol Education Program.

3. Bundesweite Anti-Rauchprogramme des Bundesministeriums für Jugend, Familie, Frauen und Gesundheit sowie der Bundeszentrale für gesundheitliche Aufklärung.

Wir danken allen, die unsere bisherige Arbeit im Bereich der Hypertoniebekämpfung so wirkungsvoll unterstützt haben. Unser besonderer Dank gilt der Münchner Ärzteschaft und vielen weiteren Gruppen des Münchner Gesundheitswesens. Ohne die materielle und personelle Hilfe der Gesellschaft für Strahlen- und Umweltforschung mbH in Neuherberg bei München, des Zentralinstituts für die Kassenärztliche Versorgung in Köln und von Firmen aus der pharmazeutischen Industrie (Byk Gulden, ICI, Squibb-von Heyden, Sandoz) wäre die Durchführung des Münchner Blutdruck-Programmes nicht möglich gewesen. Auch die Unterstützung durch die Deutsche Liga zur Bekämpfung des hohen Blutdrucks und das Deutsche Institut zur Bekämpfung des hohen Blutdrucks muß hier erwähnt werden.

Schließlich gilt unsere aufrichtige Dankbarkeit den Untersucherinnen des MBP-Teams und den Mitarbeitern im Medis-Institut der Gesellschaft für Strahlen- und Umweltforschung mbH, die mit Einsatz, Ausdauer und Zuverlässigkeit das mehrjährige Programm zum Erfolg gebracht haben. Auch ihr Beitrag findet in der Verleihung des Hufeland-Preises die angemessene Würdigung.

U. Keil
H. W. Hense

(Aus der Dankesrede anläßlich der Verleihung des „Hufeland-Preises 1989 für vorbeugende Gesundheitspflege" in Köln am 28. März 1990)

INHALTSVERZEICHNIS

1. PROGRAMME ZUR KONTROLLE DES HOHEN BLUTDRUCKES IN DER BEVÖLKERUNG

Einleitende Überlegungen

Programme zur Kontrolle des hohen Blutdruckes in der Bevölkerung sind als ein Versuch zu sehen, durch koordinierte und gezielte Maßnahmen eine Veränderung der bestehenden Situation bezüglich der arteriellen Hypertonie herbeizuführen. Wesentliche Ziele sind dabei eine Verminderung des Auftretens neuer Fälle von Bluthochdruck, eine Zurückdrängung des Anteils schon erkrankter Hypertoniker und eine Beeinflußung der Anzahl auftretender kardiovaskulärer Folgeerscheinungen dieser Erkrankung. Hypertonie-Kontroll-Programme stehen damit in der Tradition anderer bevölkerungsbezogener Präventionsaktivitäten, wie z.B. Krebsfrüherkennungsprogramme, Anti-Raucher-Kampagnen, etc. (1).

Ähnlich wie bei der Begründung dieser Aktivitäten muß auch für die Hypertoniekontrolle ein Kriterienkatalog Anwendung finden, an dem sich Notwendigkeit und sinnvolle Durchführung eines Programmes abschätzen lassen.

Derartige Kriterien sind:

a) *Bedeutung der Erkrankung für die Gesundheit der Bevölkerung*

   Unter diesem Aspekt ist insbesondere zu belegen, wieweit die betreffende Erkrankung in der Bevölkerung verbreitet ist und welche Folgen sie für die Betroffenen nach sich zieht. Weiterhin gilt es festzulegen, ob ein größeres öffentliches Interessse daran besteht, die Erkrankung und ihre Folgen zurückzudrängen.

b) *Erkenntnisse über die der Erkrankung zugrunde liegenden Ursachen*

   Wissenschaftlich begründete Erkenntnisse über die einer Erkrankung zugrunde liegenden Prozesse sind erforderlich, um interventiv tätig werden zu können. Dies betrifft sowohl präventive als auch kurative Maßnahmen. Im Allgemeinen ist es nur durch Eingreifen in den verursachenden Prozess einer Erkrankung möglich, zu Heilerfolgen zu kommen, bzw. die Erkrankung in ausreichendem Maße zu kontrollieren.

c) *Vorhandene Vorstellungen zur Prävention und Behandlung der Erkrankung*

   Kontrollprogramme können sinnvollerweise nur dann in Erwägung gezogen werden, wenn erprobte und wissenschaftlich gesicherte Strategien zur Verfügung stehen, um die gesundheitlichen Probleme präventiv bzw. kurativ anzugehen. Hierbei müssen die in Erwägung gezogenen Mittel hinreichend erprobt und in ihrer Wirksamkeit allgemein anerkannt sein.

d) Umsetzung der Strategien

Die Umsetzbarkeit geplanter Programmstrategien ist gebunden an die Durchführbarkeit im jeweiligen gesundheitspolitischen Kontext. Sowohl materielle als personelle Resourcen sind für die Durchführung von bevölkerungsbezogenen Programmen erforderlich. Die Kooperation mit vorhandenen Strukturen der Gesundheitsversorgung ist erforderlich. Nur wenn diese Voraussetzungen erfüllt sind, kann eine erfolgreiche Umsetzung von Maßnahmen erwartet werden.

e) Effektivität und Effizienz

Der Nachweis der Wirksamkeit (=Effektivität) der ergriffenen Maßnahmen sollte zunächst in kleineren Modellprojekten erbracht werden. Überlegungen zum Verhältnis von Kosten und Nutzen (=Effizienz) sollten dabei durchaus mit einbezogen werden, ihnen kann jedoch nicht die exklusive Bedeutung zukommen wie den weiter oben genannten Kriterien. Die Abwägung beider Aspekte, Effektivität und Effizienz, erlaubt aber letztendlich häufig erst die Entscheidung für eine Umsetzung von Aktivitäten in der Gesamtbevölkerung.

Notwendigkeit und Durchführbarkeit eines Hypertonie-Kontroll-Programmes

Wir wollen auf diese grundlegenden Kriterien mit Hinsicht auf die Hypertonie eingehen. Die Bedeutung der arteriellen Hypertonie für die gesundheitliche Situation unserer Bevölkerung steht heute außer Frage. Schon in den 40er und 50er Jahren begonnene prospektive Studien haben bald den Nachweis erbracht, daß erhöhte Blutdruckwerte mit einem erhöhten Risiko von Folgeerkrankungen des Herz-Kreislauf-Systems eng verknüpft sind (2,3,4). Zu den bekannten Folgeerkrankungen zählen Herzinsuffizienz, Herzinfarkt, Schlaganfall, periphere Durchblutungsstörungen und Nierenerkrankungen. Die Ergebnisse dieser Studien verdeutlichen in eindrucksvoller Weise, daß die arterielle Hypertonie als einer der wesentlichsten Risikofaktoren für Herz-Kreislauf-Erkrankungen angesehen werden muß.

Die bevölkerungsmedizinische Bedeutung des Risikofaktors Bluthochdruck ist dadurch bedingt, daß es sich bei der Hypertonie nicht um eine seltene Erkrankung, sondern um eine weit verbreitete Gesundheitsstörung handelt. Ergebnisse von epidemiologischen Untersuchungen aus der Bundesrepublik Deutschland belegen, daß wir z.Zt. davon ausgehen müssen, daß zwischen 15% und 25% der erwachsenen Bevölkerung von dieser Erkrankung betroffen sind (s. weiter unten "Begründung des Münchner Blutdruck-Programmes"). Zu einem bedrohlich hohen Anteil ist die Hypertonie bisher noch unentdeckt geblieben und selbst dort, wo das Vorliegen der Erkrankung den Patienten bekannt ist, ist es häufig nicht gelungen, durch eine Therapie den Blutdruck auf normale

Werte zu senken. Einen weiteren kritischen Anteil stellen auch diejenigen Hypertoniker dar, die ihre einmal begonnene Behandlung entweder abbrechen oder sie nur in unzureichendem Maße einhalten (Compliance-Probleme) (5,6).

Die erwähnten prospektiven Studien haben gezeigt, daß die Zunahme des Risikos von schwerwiegenden Folgeerkrankungen mit der Höhe des systolischen und/oder diastolischen Blutdruckes eng korreliert, d.h., mittelgradig erhöhte Blutdruckwerte sind nicht mit einem so hohen Risiko behaftet wie schwere Hypertonieformen. Andererseits sind jedoch gerade die schweren Hypertonieformen in der Bevölkerung selten, während die milden und mittelschweren Hypertonien die häufig auftretenden Erkrankungsformen sind. Dies führt dazu, daß insbesondere die mit einem geringeren individuellen Risiko verbundenen milden bis mittelschweren Hypertonien, wegen ihrer Häufigkeit, den Großteil der in der Bevölkerung auftretenden hypertoniebedingten Herz-Kreislauf-Erkrankungen hervorrufen (population attributable risk) (7).

Dieses Problem wurde von G. Rose mit dem Begriff des 'Präventiven Paradoxons' belegt: Eine große Reduktion der Fälle mit hypertoniebedingten Folgeerkrankungen ist in der Bevölkerung vor allem dann zu erzielen, wenn eine sehr große Zahl von an milder bis mittelschwerer Hypertonie Erkrankten behandelt wird, von denen ein jeder aber ein relativ geringes Risiko trägt (sog. Massenstrategie,8). Dieser Aspekt verdient insbesondere bei der Entwicklung von Präventions- und Kontrollstrategien große Beachtung und wird weiter unten wieder aufgenommen werden.

Untersuchungen amerikanischer Lebensversicherungsgesellschaften geben wichtige Hinweise darauf, daß das Auftreten einer Hypertonie in jüngerem Alter mit einer größeren Sterblichkeit verbunden ist als in höherem Lebensalter (9). Gleiche Blutdruckerhöhungen in jüngerem Lebensalter bedeuten im Vergleich zu normotonen Altersgenossen einen wesentlich stärkeren Verlust an zu erwartenden Lebensjahren als in höherem Alter. Dieser Zusammenhang ist bei Männern ausgeprägter als bei Frauen. Die Zunahme des Risikos kardiovaskulärer Folgeerkrankungen bei Hypertonie ist demnach nicht nur eine Funktion der Höhe des systolischen und diastolischen Blutdruckes, sondern sie ist auch abhängig vom Lebensalter und vom Geschlecht.

Bezüglich der Ursachen können wir die Hypertonien in zwei große Gruppen unterteilen. Bei etwa 5% aller Hypertoniker lassen sich organische Ursachen eruieren, die als direkte Auslöser der beobachteten Hypertonie anzusehen sind. Wir sprechen in diesem Fall von sekundären, d.h. durch andere Organstörungen bedingte Hypertonieformen. Nicht selten ist in diesen Fällen die Möglichkeit gegeben, durch Beseitigung der organbedingten Läsionen eine Hypertonie zu heilen.

Der weitaus größte Teil der Hypertoniker einer Bevölkerung, etwa 95%, sind dagegen den sogenannten primären Hypertonieformen zuzuordnen. Hierbei lassen sich durch eingehende klinische Untersuchungen keine krankhaften verursachenden Organbefunde feststellen. Das pathophysiologische Kausalgeschehen ist komplex und bis in seine letzten Einzelheiten auch heute noch nicht aufgeklärt. Im Wesentlichen wird heute davon ausgegangen, daß es sich um ein multikausales Geschehen handelt, bei dem unter anderem genetische Disposition, Umweltexposition und psychische Verarbeitungsmechanismen in einem variablen Netzwerk miteinander kausal verknüpft sind. Dieses Konzept schließt nicht aus, daß einzelnen Komponenten bei der Verursachung in bestimmten Untergruppen der primären Hypertonie ein besonders starkes Gewicht zukommt(76).

Folgernd aus den pathogenetischen Zusammenhängen besteht z.Zt. die Ansicht, daß primäre Hypertonieformen nicht geheilt, sondern nur durch geeignete therapeutische Maßnahmen unter Kontrolle gebracht werden können. Primäre Hypertonie wäre damit in vielen Fällen ein Lebensschicksal.

Der Behandlung der Hypertonie wurde wegen ihrer weiten Verbreitung schon frühzeitig große Bedeutung beigemessen. Entsprechend hat sich insbesondere das Angebot der Hochdruck-Medikamente in den letzten 25 Jahren sehr expansiv entwickelt. Grundsätzlich stehen wirksame Medikamente zur nachhaltigen Senkung des Blutdruckes zur Verfügung. Einige dieser Medikamente wurden in grossen Therapiestudien eingesetzt und auf ihre Wirksamkeit hin überprüft. Frühzeitig zeigte sich ihr protektiver Effekt bezüglich der Folgeerkrankungen, vor allem bei schweren Hochdruckformen. Aber auch im Bereich der milden bis mittelschweren Hypertonie ließen sich risikoreduzierende Effekte einer längerfristigen medikamentösen Behandlung nachweisen (10,11,12).

Bezüglich der milden Hypertonie ist es allerdings in den letzten Jahren zu einem Dissens über die Notwendigkeit einer frühzeitig einsetzenden medikamentösen Therapie gekommen. Der Gegenstand dieser Überlegung knüpft an die schon oben dargestellte Problematik des präventiven Paradoxons an. Von Gegnern einer frühzeitig einsetzenden medikamentösen Therapie wird ins Feld geführt, daß bei dem bestehenden geringen individuellen Risiko der milden Hypertonie das Risiko von Nebenwirkungen des Medikamentes die schützende Wirkung auf die Herz-Kreislauf-Folgeerkrankungen überwiegen könnte (12,13,14).

Längerfristige Wirksamkeitsuntersuchungen, die diesen Aspekt mitberücksichtigen, liegen bisher nur für wenige Hochdruck-Medikamente vor. Insbesondere muß bei neu auf den Markt kommenden Hochdruck-Präparaten bzw. Wirkstoffgruppen dieser Argumentation ein besonderes Gewicht beigemessen werden.

Die Vielzahl der zur Verfügung stehenden Medikamente sollte jedoch nicht darüber hinwegsehen lassen, daß es sich bei der Behandlung der Hypertonie weniger um ein pharmakologisch-heiltechnisches Problem handelt als vielmehr um die Schwierigkeit, einen chronisch kranken Patienten mit anfänglich geringen oder gänzlich fehlenden subjektiven Beschwerden langfristig adäquat zu betreuen.

Nicht zuletzt auf derartigen Erwägungen beruhen auch Empfehlungen verschiedener Expertengremien, der nicht-medikamentösen Therapie der milden Hypertonie ein größeres Gewicht zu geben (15,16,17). Für diese Behandlungsstrategie fehlen allerdings in weitem Maße noch kontrollierte Studien. So wird häufig eingewandt, daß es unter nicht-medikamentöser Behandlung zwar zu kurzzeitigen positiven Effekten im Sinne einer Blutdrucksenkung kommt, daß jedoch längerfristige Nachuntersuchungen gezeigt hätten, daß die primär auf Änderungen des Verhaltens und der Lebensweise der Patienten abgestellten Maßnahmen ihre Effektivität nach längerer Zeit wieder einbüßten (16).

Die Umsetzung der erörterten Bekämpfungsstrategien in ein Hypertonie-Kontroll-Programm sind im großen Umfang in Finnland und den Vereinigten Staaten erprobt worden. Wichtiger Bestandteil der dort umgesetzten Aktivitäten war die Ansprache beider Seiten des 'therapeutischen Bündnisses', d.h. sowohl der Heilberufe als auch der betroffenen Patienten (18,19).

Wesentliches strukturelles Merkmal des amerikanischen National High Blood Pressure Education Program (NHBPEP), das 1973 begann, ist die Verknüpfung von z.T. spontan entstandenen lokalen und regionalen Programmen. Ziel dieser Verknüpfung ist die Hinführung auf einen Konsens bezüglich der zur Bekämpfung der Hypertonie zu ergreifenden Maßnahmen. Bedeutsame Programminhalte sind die Entwicklung von an wissenschaftlichen Vorgaben orientierten Standards zur Erfassung, Diagnose und Einleitung bzw. Aufrechterhaltung der Hypertoniebehandlung (20). Ähnliches gilt für Empfehlungen zur primären Prävention der Hypertonie. Unter Einbeziehung vorhandener Strukturen der Gesundheitsversorgung wie auch gemeinnütziger Gruppierungen wird versucht, die entwickelten Leitlinien in der Praxis umzusetzen und möglichst weitgefächert zu verbreiten (21).

Dabei stellte sich im Verlauf des NHBPEP heraus, daß die Ausprägung von Schwerpunkten und Eigenarten sich in den lokalen Programmen sehr unterschieden. Individuellen Gegebenheiten mußte in großem Maße Rechnung getragen werden. Dies führte jedoch dazu, daß unter z.T. sehr verschiedenen Voraussetzungen innovative neue Strukturen entwickelt werden konnten, die dem Ziel der Bekämpfung der Hypertonie in vielfältigen Situationen gerecht wurden (22).

Das finnische Nord-Karelien-Projekt begann im Jahre 1972 (19). Es war eingebettet in die bestehenden medizinischen Versorgungsstrukturen, hatte allerdings Ärzte und Public Health Nurses in speziellen Trainingsprogrammen auf das Hypertonie-Kontroll-Programm vorbereitet (23). Das Programm selbst war Bestandteil einer auf die damals bekannten Risikofaktoren abzielenden Interventionsstudie mit anschließender Evaluation. Neben den Schwerpunkten Früherkennung und Frühbehandlung wurde großer Wert auf eine fundierte Gesundheitserziehung gelegt (30).

6

Die in Finnland und den USA entwickelten Aktivitäten haben inzwischen ihre Wirksamkeit unter Beweis gestellt. Langfristige Nachuntersuchungen konnten zeigen, daß durch den eingeschlagenen Weg die Prävalenz der unbekannten bzw. unbehandelten Hypertonie deutlich reduziert wurde (24,25).

Insbesondere für das finnische Projekt, das den Charakter einer staatlich geförderten Interventions-Studie besitzt, konnten darüber hinaus unter Effizienzgesichtspunkten günstige Relationen nachgewiesen werden (26).

Die Evaluation dieses letzteren Aspektes von Präventions-Programmen ist erfahrungsgemäß schwierig, da sich zwar die Kostenseite relativ einfach quantifizieren läßt, die Berechnung des Nutzens bei chronischen Erkrankungen aber häufig große Probleme mit sich bringt.

Zusammenfassend läßt sich also feststellen, daß Programme zur Bekämpfung der 'Volkskrankheit Bluthochdruck' die eingangs aufgeführten allgemeinen Voraussetzungskriterien weitestgehend erfüllen. Man kann dies noch klarer formulieren: Bisher sind bei keiner anderen Krankheit die Voraussetzungen für die Durchführung eines Präventionsprogrammes so günstig wie gerade bei der arteriellen Hypertonie(43).

Begründung des Münchner Blutdruck-Programmes

Eine wesentliche Voraussetzung für die Beurteilung der potentiellen Wirksamkeit eines Präventions-Programmes stellt das Vorhandensein von epidemiologischen Basisdaten dar. Diese erlauben eine Abschätzung der Verbreitung, Altersverteilung und des Verlaufes der Erkrankung in der Bevölkerung. Anhand solcher Basisdaten lassen sich Schwerpunkte eines Programmes gezielt planen.

Im Jahre 1980/81 war die Münchner Blutdruckstudie I unter der Leitung von U. Keil, Arbeitsgruppe Epidemiologie des Medis-Institut der Gesellschaft für Strahlen- und Umweltforschung in Neuherberg, durchgeführt worden. Hierbei handelte es sich um die erste Untersuchung des Bekanntheits- und Behandlungsgrades der Hypertonie, die an einer repräsentativen Bevölkerungsstichprobe in der Bundesrepublik Deutschland durchgeführt wurde. Untersucht wurde eine Zufallsstichprobe von 3400 Münchner Bürgern (Alter 30-69 J.). Die Beteiligung betrug fast 70% (n=2216). Die Ergebnisse dieser Studie sind an anderer Stelle dargestellt worden (5,6,27). Einige wesentliche Befunde seien hier nochmals angeführt. Insgesamt fand sich eine Prävalenz der wirklichen Hypertonie von 20,5% (Männer 22,7%, Frauen 18,5%).

Tab. 1: Prävalenz der wirklichen Hypertonie bei 30-69 jährigen Münchnern. Münchner Blutdruck-Studie 1980/81

	ANZAHL	PRÄVALENZ (%)	95%-KONFIDENZ-BEREICH (%)
GESAMT	2216	20,5	18,8 - 22,2
MÄNNER	1042	22,7	20,2 - 25,2
30-39 J.	302	11,3	7,7 - 14,9
40-49 J.	326	21,8	17,3 - 26,3
50-59 J.	232	31,9	25,9 - 37,9
60-69 J.	182	31,9	25,1 - 38,7
FRAUEN	1174	18,5	16,3 - 20,7
30-39 J.	298	3,4	1,4 - 5,4
40-49 J.	319	12,9	9,2 - 16,6
50-59 J.	315	25,1	20,3 - 29,9
60-69 J.	242	36,0	29,9 - 42,1

Die Prävalenz nahm mit steigendem Alter zu und betrug jenseits des 60. Lebensjahres bei Männern und Frauen fast ein Drittel. Männer waren vor dem 50. Lebensjahr stärker von einer wirklichen Hypertonie betroffen als Frauen. Der Bekanntheitsgrad der Hypertonie war gering. 38% aller männlichen Hypertoniker und immerhin noch 16% aller weiblichen Hypertoniker wußten nichts vom Vorliegen der Erkrankung. Fast ein Viertel der Hypertoniker wurde nicht behandelt, obwohl sie wußten, daß eine Hypertonie bei ihnen vorlag. Nur etwa 37% (Männer) bzw. 61% (Frauen) wurden überhaupt wegen ihrer Hypertonie behandelt. Medikamentös ausreichend eingestellt waren bei den Männern nur 22%, bei den Frauen 42% (Abb.1).

8

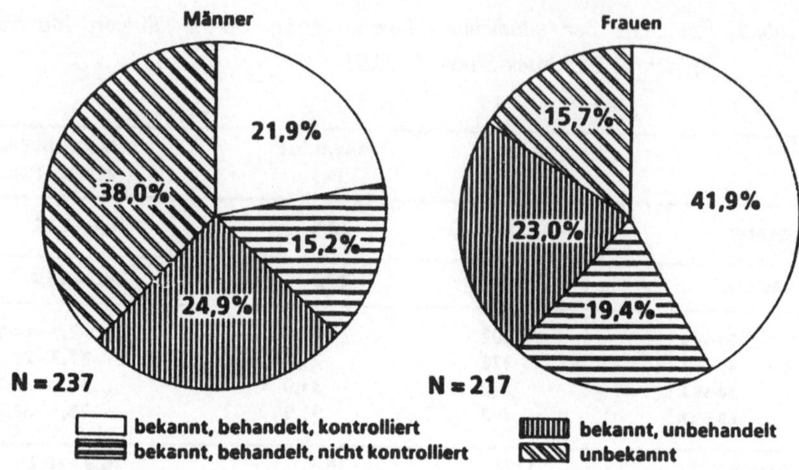

Abb. 1: Bekanntheits- und Behandlungsgrad der Hypertonie unter 30-69jährigen Münchnern.
Münchner Blutdruck-Studie 1980/81

Diese Situation gab Anlaß zu Überlegungen, ob ausreichende naterielle und personelle Ressourcen zur Verfügung gestellt werden könnten, um in einer räumlichen Einheit, d.h. in diesem Falle der Stadt München und ihrer Umgebung, ein Modellprogramm zur Bekämpfung des hohen Blutdruckes einzurichten (28). Es gelang, die Zusammenarbeit der Gesellschaft für Strahlen- und Umweltforschung mbH in Neuherberg, der kassenärztlichen Vereinigung München Stadt und Land, des Zentralinstitutes für die kassenärztliche Versorgung in der Bundesrepublik Deutschland in Köln sowie die finanzielle Unterstützung durch Firmen der pharmazeutischen Industrie für dieses Projekt zu gewinnen.

Damit waren die organisatorischen Voraussetzungen für die Gründung des Programmes Ende des Jahres 1982 gegeben. Es konnte nun mit der Umsetzung eines wissenschaftlich begründeten Handlungsbedarfes in die Aktion begonnen werden.

Der organisatorische Aufbau des Programmes ist dem nachstehenden Organogramm zu entnehmen (Abb.2). Die das Münchner Blutdruck-Programm (MBP) tragenden Organisationen und Institutionen waren jeweils im Leitungsgremium des MBP vertreten. Dies gewährleistete, daß ihre Interessen in den jeweiligen Aktivitäten hinreichend berücksichtigt wurden.

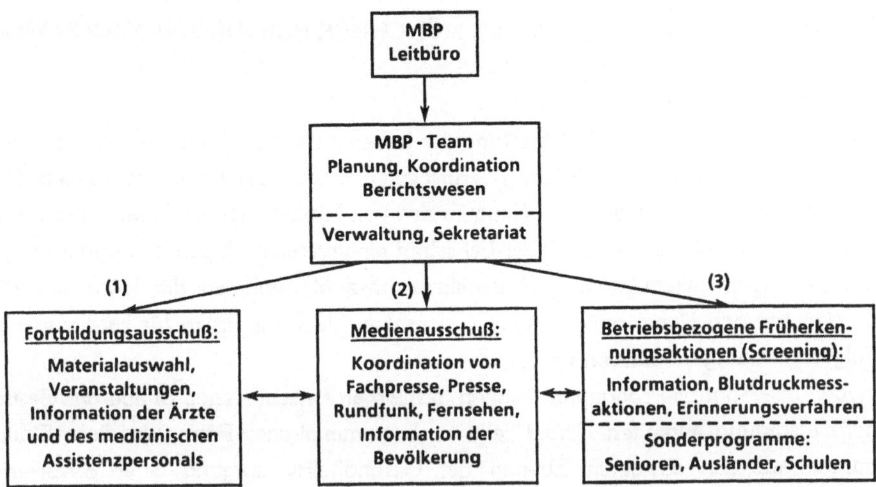

Abb. 2:   Organisation des Münchner Blutdruck-Programms

Die weitere konzeptionelle Arbeit führte dann zu der Definition von Zielen und Strategien, die seit dem Jahre 1983 in praktische Tätigkeiten umgesetzt werden konnten.
Das Programm wurde auf eine Dauer von 4 Jahren konzipiert. Es sollte als Modellpro-
jekt der Erprobung präventiver Strategien zur Hypertoniebekämpfung dienen. Fragen
der Machbarkeit ('feasibility'), Implementation und Akzeptanz standen dabei ganz im
Vordergrund (29).

2. ZIELE UND STRATEGIEN DES MÜNCHNER BLUTDRUCK-PROGRAMMS

Strategie-Alternativen

Ziel eines Programmes zur Bekämpfung des hohen Blutdruckes muß es sein, die durch die Hypertonie in der Bevölkerung verursachten Folgeerkrankungen zu senken. Dazu dient entweder der Versuch, das Neuauftreten von Hypertonien im Sinne einer Primärprävention zu vermeiden oder aber bei schon eingetretener Hypertonie durch entsprechende nichtmedikamentöse und medikamentöse Maßnahmen die Höhe des Blutdruckes bei den Hypertonikern soweit zu senken, daß das Risiko für kardiovaskuläre Folgeerkrankungen reduziert wird.

Hypertonie-Kontroll-Programme können deshalb an verschiedenen Stufen der Gesundheitsversorgung angreifen. Abb.3 zeigt in diagrammatischer Form, wo diese Einflußnahme auf den einzelnen Ebenen der Gesundheitsversorgung einer Bevölkerung angreifen kann.

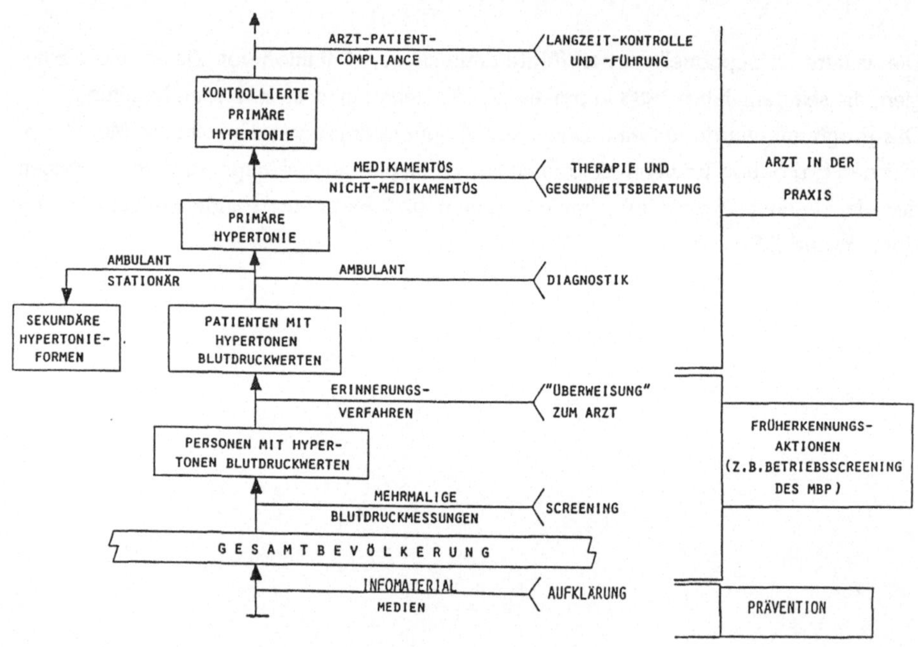

Abb. 3: Die Stufen der Hypertonikerversorgung

Neben der Primärprävention durch Information, Erziehung und Aufklärung der (insbesondere jungen) Bevölkerung mit dem Ziel der Veränderung von hypertonieauslösendem Verhalten (wie z.B. übermäßige Salzzufuhr, Überernährung, körperliche Inaktivität) steht für die Bekämpfung der Hypertonie die möglichst frühzeitige Entdeckung an erster Stelle. Hierbei unterscheidet man zwei wesentliche Alternativen der Früherkennung : Das 'Incidental Screening' in der Arzt-Praxis oder Bluthochdruck-Früherkennungsaktionen in ausgewählten Bevölkerungsgruppen (z.B. Betriebsbelegschaften).

Im ersteren Falle wird jeder Arztkontakt, unabhängig von der Art der zugrunde liegenden Krankheit, für eine Blutdruckmessung genutzt. Als anzustrebender Standard sollte gelten, daß jedem Patienten mindestens einmal pro Jahr der Blutdruck gemessen wird. Die zweite Früherkennungsalternative betrifft spezielle Aktivitäten, um Teilgruppen der Bevölkerung zu erreichen, die normalerweise nur selten mit einem Arzt oder dem Gesundheitssystem Kontakt haben und deshalb über das 'Incidental Screening' nicht erreicht werden.

In beiden Fällen stellt die Entdeckung nur den ersten Schritt einer weitergehenden Versorgungskette dar. Bei dem einmal entdeckten Verdachtsfall muß die Diagnose einer Hypertonie in weiteren Untersuchungsschritten gesichert werden. Erst danach kann endgültig von einer Hypertonie gesprochen werden. In der Folge werden verschiedene Alternativen zur Therapie abgewogen und eine Entscheidung für eine adäquate Behandlungsform getroffen. Im letzten Schritt schließlich muß erreicht werden, daß diese Behandlungsalternative langfristig auch vom Patienten eingehalten wird und den erwünschten Erfolg zeigt.

Insbesondere der letzte Teil, das heißt, die Compliance-Problematik von Arzt und Patient, wird intensiv in der Literatur diskutiert (z.B. 31,32). Sie stellt hohe Anforderungen an die Betreuungskapazität des medizinischen Versorgungssystemes. Hier existieren z.Zt. nur Modelle, die die Sicherstellung einer langfristigen Versorgungsqualität chronisch kranker Patienten optimieren sollen (33).

Theoretische Überlegungen legen es nahe, dabei nicht nur an einem Punkt der Versorgung anzugreifen, sondern möglichst viele verschiedene Aktivitäten gleichzeitig und aufeinander abgestimmt zu entwickeln, um eine ausreichende Senkung der Morbidität und Mortalität an hochdruckbedingten Erkrankungen in der Gesamtbevölkerung zu erreichen (34,35).

Dies sei erläutert an dem in den 70er Jahren etablierten Begriff der 'Regel der Hälften' (Abb.4a). Bei jedem Schritt des Diagnose-und Betreuungsprozesses (Entdeckung, Behandlungsbeginn und Behandlungsfortsetzung) verliert man nach dieser Regel etwa die Hälfte der Patienten. So erreichte man, daß am Ende etwa 10-15% der Hypertoniker langfristig kontrolliert waren. Ergebnisse aus epidemiologischen Studien belegen,

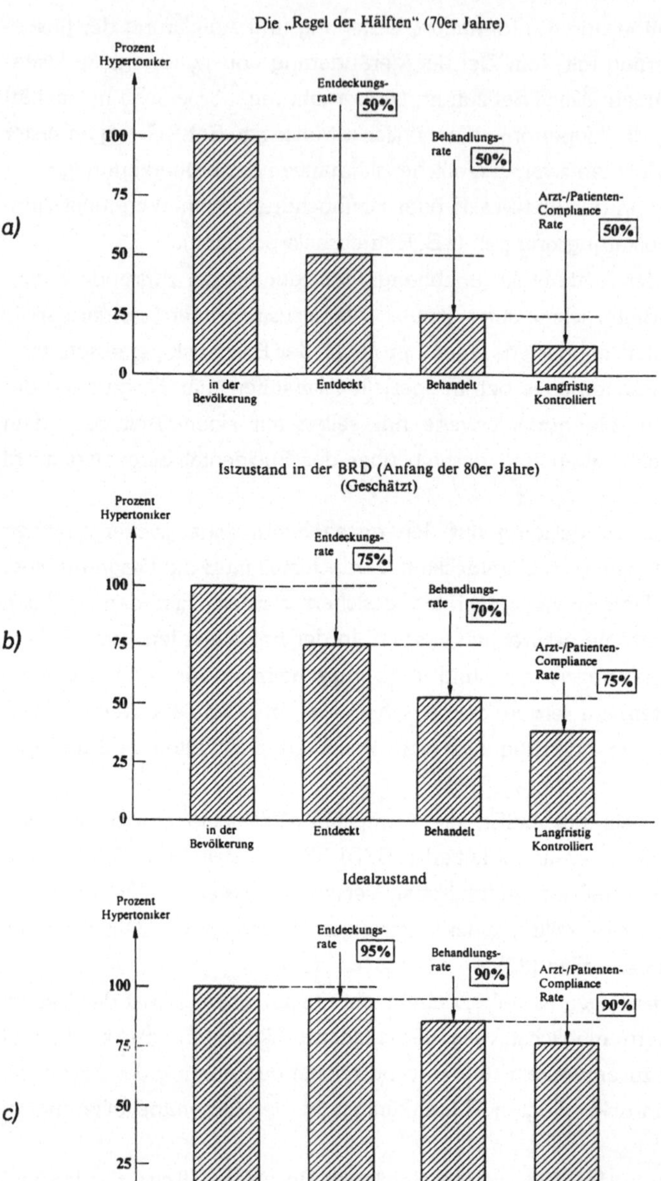

Abb. 4: *Einfluß von Entdeckungs-, Behandlungs- und Complianceraten auf die langfristige Kontrolle der Hypertonie in der Bevölkerung (s. auch Text)*

daß sich die Situation bis zu Beginn der 80er Jahre gebessert hat (Abb. 4b). Der Entdeckungsgrad hat sich erhöht auf ca. 75%, eine Behandlung wird häufiger begonnen und auch fortgesetzt. Insgesamt sind in der Bundesrepublik zur Zeit etwa 30-35% aller Hypertoniker langfristig kontrolliert. Weitere Verbesserungen sind jedoch nach wie vor erforderlich. Andererseits darf nicht vergessen werden, daß selbst unter idealen Bedingungen, der Anteil langfristig kontrollierter Hypertoniker maximal 75-80% betragen wird, da 100% Entdeckungs-, Behandlungs- und Complianceraten in der Realität nicht zu erwarten sind (Abb. 4c).

Strategien des Münchner Blutdruck-Programmes

Im Münchner Blutdruck-Programm wurden drei Strategien ausgewählt, von denen man sich eine möglichst große Wirkung erhoffte. Dabei wurde ein Vorgehen gewählt, das in Anlehnung an Erfahrungen aus anderen Ländern, stufenweise aufeinander aufbaute (36,37).

Die drei Hauptstrategien waren:

1. Unterstützung von niedergelassenen Ärzten und medizinischem Assistenzpersonal bei der Hypertoniebekämpfung durch koordinierte Fortbildungsaktivitäten.

2. Information und Motivation der Bevölkerung zur Bekämpfung des hohen Blutdruckes. Diese erfolgte über Presse, Rundfunk und Fernsehen.

3. Früherkennungsaktionen (Screenings) mit einem Erinnerungsverfahren in Münchner Betrieben.

Abbildung 5 gibt einen Überblick über die zeitliche Staffelung der Aktivitäten zu Strategie 1 und 3. Die kontinuierlich durchgeführten Maßnahmen zu Strategie 2 sind einer separat veröffentlichten Mediendokumentation des MBP zu entnehmen.

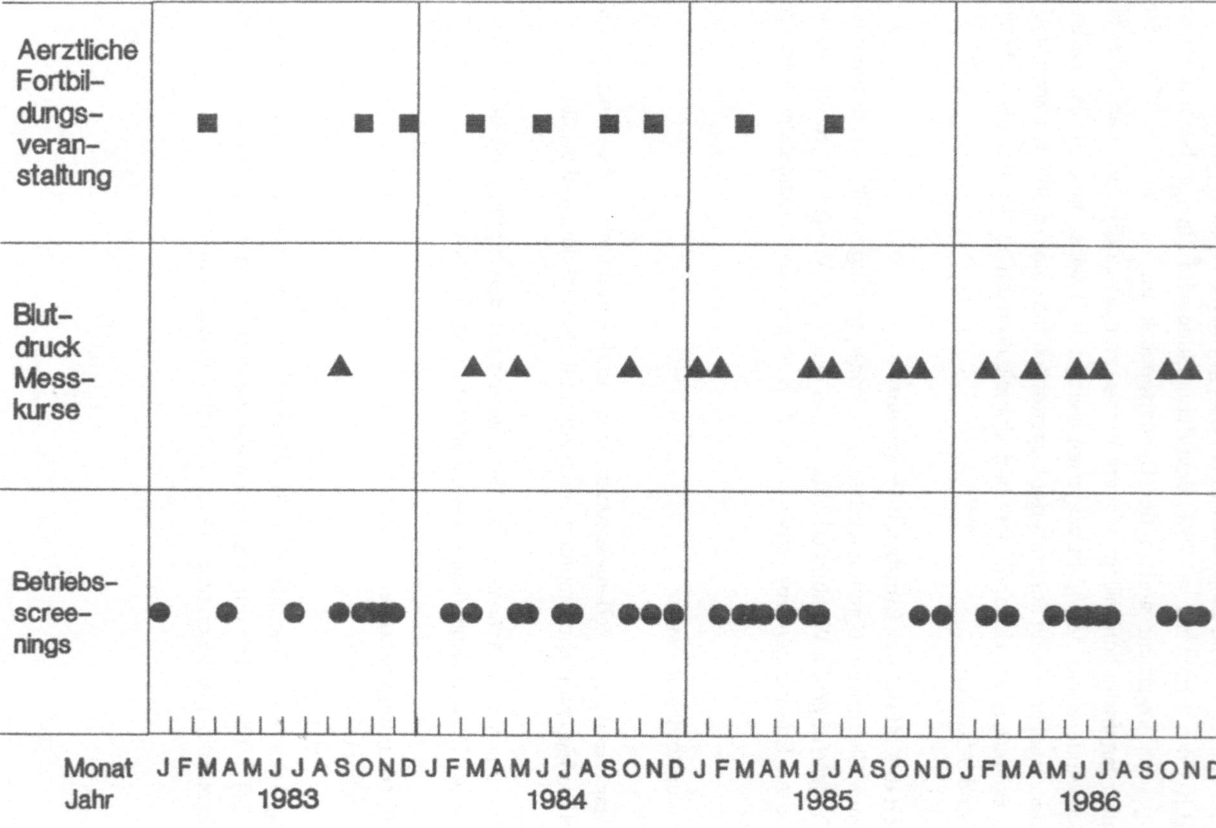

Abb. 5: Zeitliche Staffelung der Aktivitaeten zu den Strategien "Fortbildung" und "Frueherkennung"

3. STRATEGIE I:
FORTBILDUNGSAKTIVITÄTEN für ÄRZTE und MEDIZINISCHES ASSISTENZPERSONAL

Ziel einer jeden Fortbildungsbestrebung im medizinischen Bereich sollte es sein, eine Verbesserung der Patientenversorgung herbeizuführen. Dies ist jedoch nicht nur zu erreichen durch eine Vermehrung des Wissens, sondern ebenso durch die Vermittlung neuer Fähigkeiten und neuer Sichtweisen oder aber durch Änderungen des beruflichen Verhaltens. Daraus resultiert dann häufig eine größere Befriedigung im Beruf.
In der Übersicht lassen sich folgende Gruppen von Fortbildungszielen abgrenzen :

Mehrung des medizinischen Wissens;

Bestätigung erprobten Wissens, Abbau überholten Wissens;

Einüben neuer Fähigkeiten;

Überprüfen des eigenen Verhaltens im Beruf.

Die oben angeführten generellen Ziele einer Fortbildungsbestrebung erfahren im Rahmen eines Bluthochdruck-Kontroll-Programmes in der Bevölkerung eigene Spezifizierungen. Diese ergeben sich aus der besonderen Rolle des niedergelassenen Arztes und des medizinischen Assistenzpersonals bei der Versorgung hypertoner Patienten. Eine Übersicht über die verschiedenen Aufgaben zeigt Tabelle 2.

Tab. 2: *Funktionen des niedergelassenen Arztes und des medizinischen Assistenzpersonals im Rahmen eines Hypertonie-Kontroll-Programmes für die Bevölkerung (modifiziert nach 22)*

Der niedergelassene Arzt:	**Medizinisches Assistenzpersonal:**
- Erfassung und Entdeckung von Hypertonikern;	- Durchführung der Blutdruckmessung;
- Einleitung und Durchführung einer Hypertonie-diagnostik (evtl. Überweisungsfunktion);	- Organisatorische Aspekte der Praxisführung (evtl. Hypertonikerkartei);
- Erstellung eines Therapie-Planes;	- Entdeckung von Hypertonikern;
- Verlaufskontrollen des Blutdrucks;	- Verlaufskontrolle;
- Patientenberatung und Gesundheitserziehung;	- Evtl. Beratung/Führung.
- Beeinflussung der Patienten-Compliance;	
- Gewährleistung einer Hypertoniker-Betreuung auf dem neusten Stand der Wissenschaft.	

Es war erklärtes Ziel des MBP, unter den Angehörigen der Heilberufe ein Bewußtsein dafür zu wecken, daß insbesondere die Betreuung von Patienten mit chronischen Erkrankungen eine neue Sichtweise im medizinischen Bereich erfordert. Hier ist es in Umkehrung der sonst üblichen Vorgehensweise wichtig, eine Diagnose zu stellen bevor der Patient Beschwerden bekommt und was fast noch entscheidender ist darauf hinzuwirken, daß der Patient trotz seiner anfänglichen Beschwerdefreiheit eine Therapie annimmt und fortsetzt. Nur so wird es möglich sein, ein Fortschreiten der Erkrankung und spätere Komplikationen zu vermeiden.

Um die Aktivitäten im Fortbildungsbereich zu koordinieren wurde innerhalb des MBP ein Fortbildungsausschuß ins Leben gerufen. Dieser setzte sich zusammen aus Vertretern der niedergelassenen Ärzte, des Ärztlichen Kreis- und Bezirksverbandes, der Kassenärztlichen Vereinigung Bayerns, der Universitätskliniken, des GSF/Medis-Institutes, des Deutschen Institutes zur Bekämpfung des hohen Blutdruckes und medizinscher Fachzeitschriften. Durch dieses breite Spektrum an Mitgliedern sollte gewährleistet sein, daß die inhaltliche Ausformung der Fortbildungsaktivitäten die ganze Vielfalt der Problematik widerspiegelte und gleichzeitig neueste wissenschaftliche Erkenntnisse wie auch praxisrelevante Ansprüche vermittelt werden konnten.

Das Fortbildungskonzept für Ärzte

Die Lehrinhalte, die im Rahmen des Fortbildungskonzeptes für Ärzte formuliert wurden, orientierten sich an den im vorhergehenden Absatz aufgezeigten Funktionen des Arztes bei der Hypertonikerversorgung (Tab.2). Der Fortbildungsausschuß des MBP hatte dazu fünf Themenbereiche definiert, die im Rahmen der Fortbildung bevorzugt behandelt wurden.

Diese fünf Bereiche waren :

1. Epidemiologie der Hypertonie und weiterer kardiovaskulärer Risikofaktoren
2. Pathophysiologie der Hypertonie
3. Diagnostik und Klinik der Hypertonie
4. Therapie der Hypertonie:
     a) Nicht-medikamentös
     b) Medikamentös
5. Langzeitkontrolle und Patientenführung (Compliance)

Zu jedem dieser fünf Fortbildungsbereiche hatte der Fortbildungsausschuß des MBP je eine Themenauswahl getroffen. Diese ist in ausführlicher Form an anderer Stelle dargestellt (38). Die Themen charakterisieren inhaltliche Schwerpunkte und Zielrichtungen, die für die einzelnen Bereiche als wesentlich erachtet wurden.

Ziel war es, eine möglichst breite Gruppe der niedergelassenen Ärzteschaft anzusprechen. Fortbildungsveranstaltungen wurden deshalb an Samstagvormittagen abgehalten. An ihnen waren im allgemeinen fünf Referenten beteiligt. Jeder der Referenten sprach zu einem Thema aus den oben genannten fünf Bereichen. Anschließend bestand die Möglichkeit zu einer ausführlichen Diskussion mit den Vortragenden.

Eine Variante dieser Form von Fortbildungsveranstaltung war die Einladung nur eines Referenten zu einem speziell ausgewählten Thema (Schwerpunkt-Veranstaltung). Dabei bestand die Möglichkeit, ausführlich zu aktuellen Problemen Stellung zu beziehen. Von der Möglichkeit, sowohl im Referat als auch in den folgenden Diskussionen, Details zu erörtern, wurde lebhafter Gebrauch gemacht.

Eine Übersicht über Themen und Referenten der Ärztlichen Fortbildungsveranstaltungen des Münchner Blutdruck-Programmes in den Jahren 1983, 1984 und 1985, geordnet nach Fortbildungsschwerpunkten, gibt die folgende Aufstellung:

EPIDEMIOLOGIE DER HYPERTONIE UND WEITERER KARDIOVASKULÄRER RISIKOFAKTOREN

Ziele und Aufgaben des Münchner Blutdruck Programms (MBP)	Keil/Fricke Neuherberg
Bevölkerungsmedizinische und ökonomische Aspekte der Blutdruck bekämpfung	Hayduk Düsseldorf
Hypertoniefrüherkennung im Betrieb - eine Strategie des MBP	Keil/Fricke Neuherberg
Bekämpfung der kardiovaskulären Risikofaktoren in der Schweiz	Gutzwiller Lausanne
The Rationale for the Treatment of Mild Hypertension	Borhani Davis(USA)
Einfluss von sozialen Faktoren auf das kardiovaskuläre Risiko	Keil Neuherberg

Führung des Hypertonikers in der
Praxis beim niedergelassenen Arzt

Vagn-
Hansen
Aabenraa
(Dänemark)

Die Möglichkeit niedergelassene Ärzte durch Zusendungen von Informationsmaterialien bzw. durch Verschickung von ausgewählten Artikeln, Referaten oder Veröffentlichungen zu erreichen wurde ursprünglich ebenfalls diskutiert. Aufgrund der geringen Effizienz dieser Bemühungen nahm man jedoch von diesen Vorstellungen bald wieder Abstand. Es wurde aber versucht, durch Veröffentlichungen kleinerer Artikel in lokalen und überregionalen Zeitschriften einen kontinuierlichen Informationsstand über laufende Aktivitäten des MBP bei den niedergelassenen Ärzten zu erreichen.

Es ist schwierig, derartige Fortbildungsaktivitäten bezüglich ihrer Wirkung zu evaluieren und zu erfahren, ob sich Wissensstand, Einstellung und praktisches Verhalten in der täglichen Praxis verändert haben. Eine Möglichkeit der Abschätzung solcher Effekte ergab sich durch eine Umfrage, die bei niedergelassenen Ärzten im Rahmen des WHO-Programms "Assessment of Hypertension Control and Management" durchgeführt wurde. Diese Umfrage bezüglich der ärztlichen Kenntnisse und Einstellungen zur Diagnostik und Behandlung der Hypertonie wurde von der Arbeitsgruppe Epidemiologie des GSF/Medis-Institutes zusammen mit den Mitgliedern des MBP im Herbst 1985 bei niedergelassenen Ärzten im Raum München (Stadt und Land) durchgeführt. Der Bekanntheitsgrad des MBP war bei den Ärzten, die an der Umfrage teilnahmen, mit über 90% sehr hoch. Die Ergebnisse der Umfrage waren insgesamt recht positiv (39).

Andererseits fanden sich jedoch bei vergleichbaren Umfragen in Stuttgart (1986) und in Bochum/Dortmund (1987) im wesentlichen die gleichen Ergebnisse wie in der Münchner Untersuchung (77). Aus diesen Untersuchungen ist somit nicht ablesbar, daß sich Wissen, Einstellung oder Verhalten der Münchner Ärzte bezüglich der Hypertonie von dem der Ärzte aus anderen Regionen unterscheiden.

Das Fortbildungskonzept für Assistenzpersonal

In diesem Bereich konzentrierten sich die Fortbildungsinhalte im wesentlichen auf das Problemfeld 'Blutdruckmessung'. Die Anleitung zu einer weitgehenden Standardisierung und damit zu einer gesteigerten Zuverlässigkeit der Blutdruckmessung stand ganz im Vordergrund der Bemühungen. In diesem Zusammenhang wurden den Arzthelferinnen und Krankenschwestern aber auch Basisinformationen zur Epidemiologie und Entstehung der Hypertonie vermittelt.

Die wichtige Rolle des medizinischen Assistenzpersonals bei der Entdeckung hypertoner Patienten wurde herausgearbeitet. Die Blutdruckmessung wurde als einziges diagnostisches Instrument zur Entdeckung und Therapiekontrolle eines Hypertonikers erläutert und ihre Bedeutung durch das Angebot von 'Blutdruck-Messkursen' betont.

Die Kurse orientierten sich an den Empfehlungen der American Heart Association (40) und der Deutschen Liga zur Bekämpfung des hohen Blutdruckes (41). Die relativ einfache Durchführbarkeit des Blutdruck-Messvorganges hat in der Vergangenheit dazu geführt, daß Gesichtspunkten einer Qualitätssicherung in diesem Bereich wenig Beachtung geschenkt wurde. Vor allem die Ausbildung zur korrekten Blutdruckmessung wird auch heute noch nicht ernst genug genommen und an den Lehranstalten nur sehr unzureichend vermittelt. Die Einflüsse von Standort und Beschaffenheit des Gerätes, Körperhaltung des Patienten und die vielen Fehlermöglichkeiten bei inkorrekter Messtechnik des Untersuchers sind nur wenigen bekannt.

Deshalb hatte es sich das MBP zu einer zentralen Aufgabe gemacht, im Rahmen einer Fortbildungsreihe dieses Problem anzugehen und zu einer Verbessserung der Qualität der Blutdruckmessung in der Praxis beizutragen. So wurde im Rahmen des MBP ein eigener 'Blutdruck-Messkurs' entwickelt.

<u>Ziele der Blutdruck-Messkurse</u>:

- Verbesserung der Qualität der Blutdruckmessung
- Anleitung zu einer Standardisierung der Meßtechnik
- Steigerung der Zuverlässigkeit (Reproduzierbarkeit) von Blutdruckmeßwerten
- Einsicht in die Bedeutung einer zuverlässigen Blutdruckmessung für die Diagnose und Therapie einer Hypertonie
- Übernahme der Verantwortung für zuverlässige Blutdruckmessungen

Im Münchner Raum wurden jährlich zwischen 3 und 8 Blutdruck-Messkurse durchgeführt. Darüber hinaus war es im Jahre 1985/86 möglich in 14 verschiedenen bayerischen Städten ebenfalls solche Kurse zu veranstalten. Anfragen aus anderen Regionen der Bundesrepublik führten dazu, daß seit 1988 in der gesamten Bundesrepublik Blutdruck-Messkurse - angeleitet vom MBP - durchgeführt werden.

<u>Ablauf eines Blutdruck-Meßkurses</u>

- Einführung in den Problemkreis "Hypertonie" (Epidemiologie, Diagnostik, Betreuung, Therapie)
- Einführung in die korrekte Blutdruck-Meßtechnik mit einer 50-teiligen Diaserie
- Einübung der auskultatorischen Wahrnehmung an standardisierten Video-beispielen
- Gegenseitiges Blutdruckmessen unter Anleitung
- Simultane Blutdruckmessung mit dem Doppelstethoskop
- Nachweis der erworbenen Fähigkeiten (Abschlußzertifikat)

Einzelheiten sind dem MBP-Heft 'Blutdruck-Messkurs' zu entnehmen.

Inhaltsverzeichnis

Blutdruck-Messkurs

Eine Einführung
in die Blutdruckmessung mit einem
Quecksilber-Sphygmomanometer
für die Anwendung
in der täglichen Praxis

Kursbegleitend wurden einige kleinere Erhebungen durchgeführt, mit dem Ziel, die Kursteilnehmerinnen und ihre Vorbildung zu charakterisieren, die Erforderlichkeit von Blutdruck-Messkursen zu erfassen und den Lernerfolg zu belegen.

Insgesamt nahmen an den 16 Blutdruck-Messkursen in München, die immer an einem Samstag von 9 - 14.30 Uhr abgehalten wurden, 321 Arzthelferinnen, Krankenschwestern und Sanitäter teil. Die Ankündigung der Kurstermine erfolgte gemeinsam mit dem Berufsverband der Arzthelferinnen durch Anschreiben der ärztlichen Praxen oder Veröffentlichung in der Verbandszeitschrift 'Die Arzthelferin' und in den 'Münchner Ärztlichen Anzeigen'. Die Teilnehmerzahl war auf maximal 24 begrenzt.

Von den Teilnehmern waren gut 60% noch in der Ausbildung oder erst seit weniger als 2 Jahren im Beruf tätig; 18% waren schon länger als 10 Jahre in ihrem Beruf.

Knapp die Hälfte gab an, häufig den Blutdruck zu messen, weniger als ein Viertel hatte dies vor dem Kurs noch nie getan.

Vor Beginn der Einführung in die korrekte Messtechnik wurde eine 'Probemessung' mit einem Doppelstethoskop und einer der geschulten MBP-Kursbetreuerinnen durchgeführt, um die meßtechnische 'Vorbildung' der einzelnen Teilnehmer zu bestimmen. Teilnehmer ohne vorherige Meßerfahrung nahmen daran natürlich nicht teil. Eine korrekte Meßtechnik (d.h. korrektes Anlegen der Manschette, Aufpumpen unter Pulskontrolle, korrekte Aufpumphöhe, Druckablaßgeschwindigkeit 2-3 mm Hg/Sekunde) wurde bei keinem Teilnehmer gefunden. Aber auch beim Ablesen der systolischen und diastolischen Blutdruckwerte - unter Hintanstellung der fragwürdigen Validität bei gegebener fehlerhafter Technik - konnte nur in 9% aller Messungen Übereinstimmung erzielt werden. Die Erfordernis einer fundierten Schulung für die Kursteilnehmer stand somit außer Frage.

Zwei Drittel der Teilnehmer benutzten in der Praxis ein Quecksilber-Sphygmomanometer, 22% ein Aneroidgerät, 12% ein elektronisches Gerät. Vor dem Kurs gaben 7% an, den Blutdruck normalerweise im Liegen zu messen; bezüglich des Armes, an dem der Blutdruck gemessen werden sollte, bestand eine große Uneinigkeit: immer rechts maßen 20%, immer links 12%, immer an beiden 28%, immer am gleichen Arm 30% und egal an welchem Arm 10%. Das Pulstasten zur Bestimmung der Aufpumphöhe war weitgehend unbekannt, ebenso die korrekte Druckablaßgeschwindigkeit und die Charakteristik einer auskultatorischen Lücke. Die 4. Phase der Korotkoffgeräusche wurde von 12% zur Bestimmung des diastolischen Blutdruckes benutzt.

Die gleichen Fragen wurden 5 Stunden später, nach Ende des Kurses, noch einmal gestellt. Die Ergebnisse dieser 2. Befragung:

Normalerweise im Sitzen messen :	99%
Immer am gleichen Arm messen :	98%
Pulstasten während des Aufpumpens:	100%
Druckablaßgeschwindigkeit 2-3mm Hg/Sekunde:	75%
(unklare Frage im Fragebogen?)	

Auskultatorische Lücke korrekt definierten:	80%
Die 5. Phase zur Bestimmung des diastolischen Blutdruckes benutzten:	97%
Verschiedene Manschetten einsetzen wollten:	92%

Bei einer postalischen Fragebogenaktion unter allen ehemaligen Messkurs-Teilnehmern, die das MBP Mitte 1985 durchführte, erhielten wir 64 ausgefüllte Bögen zurückgesandt (Beteiligung: 61%). Der Zeitabstand zur Kursteilnahme betrug zwischen 5 und 16 Monaten. Über 75% der Fragen zur Blutdruck-Messtechnik wurden korrekt beantwortet. Wesentliche Erfahrungen, die nach dem Kurs mit der praktischen Umsetzung gemacht wurden, waren zum Beispiel:"Korrekte Messplätze und vernünftige Ausrüstung fehlen in der Praxis", "Ich werde wegen meiner Messgenauigkeit belächelt und bin deshalb in alte Gewohnheiten zurückgefallen", "Ich fühle mich jetzt sicher", "Der Praxis-Stress läßt uns zu wenig Zeit zum korrekten Messen".
Die anhaltend große Resonanz auf die Kurse bestätigte, daß hier ein Bedarf bestand, der bisher von niemandem erkannt und abgedeckt worden war. Die anfangs eher zögerlich eingeführten 'Blutdruck-Messkurse im MBP' wurden schließlich zu einem unverzichtbaren Bestandteil der Fortbildungsstrategie des Münchner Blutdruck-Programmes.

4. STRATEGIE II:
INFORMATION UND MOTIVATION DER BEVÖLKERUNG

Ziele

Während Informationen für die Ärzteschaft und das medizinische Assistenzpersonal sich in besonderer Weise fachspezifischer und medizin-terminologischer Mittel bedienen, müssen Schwerpunkte und Zielsetzungen von Informationskampagnen für die Gesamtbevölkerung unter anderen Gesichtspunkten geplant werden. Wesentliche Charakteristika sind dabei:

- das Informationsziel
- die Zielgruppen
- die Informationsgestaltung
- die Medien
- die Kosten.

Durch Aufklärungskampagnen für die Gesamtbevölkerung können vielfältige Absichten verfolgt werden. Deshalb wurden im Rahmen des MBP die Informationsziele genauer definiert. Zwei Ziele ließen sich besonders herausstellen. Dies war zum einen die Information über die Bedeutung, die Entstehungsbedingungen und den Verlauf der Hypertonie sowie ihrer Behandlungsmöglichkeiten und zum anderen die Aufklärung über gesundheitliches Fehlverhalten. Die Informationen mußten für unterschiedliche Bevölkerungsgruppen unterschiedlich aufbereitet und gewichtet werden. Hier war an den Unterschied zwischen jüngeren und älteren Personen, zwischen Männern und Frauen, zwischen Übergewichtigen und Schlanken, etc. zu denken. Ziel sämtlicher Aufklärungs und Informationskampagnen war es, das Wissen der Gesamtbevölkerung über die Hypertonie zu verbessern und zu einer Veränderung von Verhaltensweisen beizutragen.

Medienaktivitäten

Durch den Einsatz von Presse, Rundfunk und Fernsehen wurde die Gesamtbevölkerung über die neuen Aktivitäten des MBP informiert. Absicht dieser Informationskampagne war es, das allgemeine Bewußtsein über das Problemfeld 'Bluthochdruck' zu erhöhen und durch die verschiedenartig dargestellten Präventionsmöglichkeiten die Einsicht zu vermitteln, daß dieser Erkrankung nicht nur durch Medikamente sondern - insbesondere im Frühstadium - durch Eigeninitiative entgegengewirkt werden kann.
Entsprechend diesem Informationsziel wurden die Presseberichte zunächst so gestaltet, daß sie über die Häufigkeit und Verbreitung der Hypertonie in der Münchner Bevölke-

rung (basierend auf den Daten der MBS I) berichteten. Der geringe Behandlungsgrad wurde dabei ebenso hervorgehoben wie die Unterschiede zwischen Männern und Frauen. Daraus wurden dann die Einzelaktivitäten des MBP abgeleitet und erklärt. Die ersten Früherkennungsaktionen in Großbetrieben wurden in der Tagespresse zum Anlaß genommen, ausführlich über das Programm und die Hypertoniegefahren zu berichten.

Telefonaktionen, von zwei Münchner Tageszeitungen in den Jahren 1983 und 1984 durchgeführt, gaben der Bevölkerung die Möglichkeit, persönliche Fragen an ein Gremium von Hochdruck-Experten zu stellen. Die Resonanz auf diese Aktionen war sehr positiv und führte zu einer Zunahme der allgemeinen Bekanntheit des MBP. Die von den Experten im Redaktionsbüro erteilten Antworten wurden in den Tagen danach in komprimierter Form in der Presse weiterverbreitet und vermittelten somit weitgestreute Gesundheitsbildung.

In Hörfunk und Fernsehen war das MBP zu Beginn seiner Aktivitäten ebenfalls häufiger vertreten. Auch hier wurden die Ergebnisse der MBS I und der Anfang der Screenings in einigen Münchner Großbetrieben zum Anlaß genommen, in Form von Features oder auch der Live-Übertragung einer Blutdruckmeßaktion in einem Einkaufszentrum, über Hintergrund und Tätigkeiten des MBP zu berichten.

Trotz wiederholter Bemühungen gelang es aber nicht, regelmäßige Kolumnen in der Tagespresse oder dem Lokalrundfunk einzurichten. Dies scheiterte im Wesentlichen an der mangelnden Bereitschaft der jeweiligen Redaktionen, die befürchteten, daß die Hypertonie ein zu 'langweiliges' Thema sei, um Leser und Hörer über längere Zeit zu interessieren. Anzeigenserien waren dagegen zu kostenaufwendig und mußten nach einer vorübergehenden Erwägung als nicht praktikabel verworfen werden.

Öffentlichkeitsarbeit

Neben der Verbreitung von Informationen über die Medien wurden insbesondere Veranstaltungen mit gesundheitsförderndem Charakter von Mitarbeitern des MBP besucht. Dort wurden neben Blutdruckmeßaktionen vorwiegend Broschüren und Materialien (z.B. der deutschen Liga zur Bekämpfung des hohen Blutdrucks) verteilt und im persönlichen Gespräch Ratschläge gegeben und Fragen beantwortet. Ein Beispiel für derartige Veranstaltungen waren die jährlich im Prunkhof des Münchner Rathauses durchgeführten 'Weltgesundheitstage', auf denen das MBP immer verteten war.

Weiterhin wurden in Gesundheitsberatungsstellen und Altenservicezentren kostenlose Blutdruckmessungen angeboten. Der Medienausschuß im MBP versuchte darüber hinaus, eine Konzeption für eine professionell vorbereitete, öffentliche Aufklärungs- und Motivationskampagne zum Thema 'Bluthochdruck und Risikofaktoren' zu erarbeiten. An Vorstellungen, Plänen und Ideen mangelte es dabei nicht, doch mußte man sich bald dem Faktum stellen, daß in der Metropole München ein wirklich Aufmerksamkeit erheischendes Projekt die Budgetgrenzen des Programmes um ein Vielfaches überschreiten würde.

Es wurde daher beschlossen, die vorhandenen Mittel auf die Strategien I und III zu konzentrieren, um dort einen möglichst großen Nutzeffekt zu erzielen. Dies entsprach im Prinzip den weiter oben angeführten Überlegungen in anderen Ländern (36).

Eigene MBP-Materialien, wie Plakate, Broschüren, Ratgeber, etc. wurden nicht mehr entwickelt. Das Programm bemühte sich vielmehr, Materialien anderer Einrichtungen und Gesellschaften, vor allem während der Betriebsscreenings, an die Bevölkerung zu verteilen. Eine ausführliche Darstellung der Medienarbeit des MBP findet sich in einer beim Programm erhältlichen 'Medienmappe 1982-1986', die Infomaterialien sind im Anhang des 'Handbuches zur Durchführung von Früherkennungsaktionen auf hohen Blutdruck in Betrieben' (42) enthalten.

5. STRATEGIE III: FRÜHERKENNUNGSAKTIONEN IN BETRIEBEN

Allgemeines

Früherkennungsaktionen beinhalten die Untersuchung großer Bevölkerungsgruppen mit relativ einfachen Tests, welche die Entdeckung von Personen erlauben, die an einer bestimmten Krankheit, wie z.B. der Hypertonie, leiden, ohne davon zu wissen und ohne für die Krankheit charkteristische Symptome zu haben (43). Diese Art der in Bevölkerungsgruppen eingesetzten Untersuchungen bezeichnet man als Filter- oder Screeningsuntersuchung. Ziel von Screenings ist es, eine Krankheit schon in einem frühen Stadium zu erkennen, in dem möglicherweise noch bessere Behandlungsaussichten bestehen oder das Risiko einer schweren Folgeerrankung durch eine ausreichende Behandlung gesenkt werden kann.

Festzuhalten ist hierbei, daß das Ziel einer Screeningsuntersuchung nicht die endgültige Diagnose, sondern das Auffinden von Fällen begründeten Verdachts ist (44).

Im Jahre 1968 haben Wilson und Jungner 10 Punkte definiert, die bei Filteruntersuchungen zur Krankheitsfrüherkennung beachtet werden sollten (45):

1. Filteruntersuchungen sollten nur für 'wichtige' Volkskranheiten durchgeführt werden (z.B. Hypertonie, Krebs).
2. Für die aufgefundenen Fälle muß die Möglichkeit der effektiven Behandlung bestehen.
3. Im medizinischen Versorgungssystem sollten Möglichkeiten für die weitere diagnostische Abklärung und die eventuell notwendig werdende Behandlung vorhanden sein.
4. Es muß ein erkennbares Frühstadium der betreffenden Krankheit geben (z.B. bei Lungenkrebs nicht gegeben).
5. Es muß ein guter Früherkennungstest zur Verfügung stehen.
6. Der Früherkennungstest muß für große Bevölkerungsgruppen akzeptabel sein, d.h. er darf nicht zu zeitraubend oder belästigend für die Probanden sein.
7. Der natürliche Verlauf der Krankheit, d.h. die Entwicklung vom latenten zum manifesten Stadium, sollte hinreichend bekannt sein.
8. Es muß Übereinkunft erzielt worden sein, wer als Patient behandelt werden soll. Hierbei handelt es sich besonders um das schwer zu beurteilende Problem der Grenzfälle.

9. Die Kosten für das Screening und die aus dem Screening resultierenden Ausgaben für weitere diagnostische Abklärung und Behandlung der Patienten sollten in Beziehung zu den insgesamt für die medizinische Versorgung aufgewandten Kosten gesetzt werden.

10.Filteruntersuchungen sollten ein kontinuierlicher Prozeß sein und keine 'Einmal-und-nicht-wieder'-Aktion.

Es wurde schon im ersten Kapitel dieses Berichtes darauf hingewiesen, daß bei kaum einer anderen Erkrankung so viele wichtige Voraussetzungen für ein Präventionsprogramm erfüllt sind wie bei der Hypertonie. Dieses gilt im gleichen Maße auch für die aufgeführten Voraussetzungen für die Durchführung von Hypertoniefrüherkennungsaktionen. Es sei hier noch einmal hervorgehoben :

- Die Hypertonie ist eine weitverbreitete Volkskrankheit.

- Es bestehen vielfältige Therapiemöglichkeiten, deren Effektivität in großen kontrollierten Studien nachgewiesen wurde.

- Der freie Zugang zu medizinischer Versorgung eröffnet alle Möglichkeiten für weitere diagnostische Abklärungen.

- Die Blutdruck-Messung als Früherkennungstest ist ein einfaches und hoch akzeptables Untersuchungsinstrument.

- Es besteht weitgehend Übereinkunft, wann Hypertoniker behandelt werden sollten und mit welchen Methoden.

arum Früherkennung auf Hypertonie speziell in Betrieben ?

einem Land wie der Bundesrepublik Deutschland mit einer großen Anzahl von
ten, freiem Zugang zu medizinischer Versorgung und einer hohen Zahl von Arztbesu-
ı läßt sich die Bedeutung des Incidental-Screenings in der Arztpraxis kaum hoch
ıg einschätzen. Bei dieser Art der Früherkennung wird jeder Kontakt mit einer Arzt-
s, unabhängig von den zugrunde liegenden Beschwerden, zu einer Bludtdruck-
ıng genützt. Dies gilt in besonderem Maße auch für München mit seiner sehr
Arztdichte. Andererseits belegen jedoch die Ergebnisse der Münchner Blutdruck-
(5), daß nur 22% der männlichen und 42% der weiblichen Hypertoniker durch
ıertensiva kontrollierte Blutdruckwerte (<160/95 mm Hg) aufwiesen. Diese
zeigen, daß Incidental-Screenings z.Zt. noch nicht in dem Ausmaße die Bevölke-
eichen wie es wünschenswert wäre. Hier scheinen auch andere, ergänzende
n zur Bekämpfung der Hypertonie im Frühstadium wünschenswert zu sein.
ırnativen Strategien sollten sich im wesentlichen auf Problemgruppen konzen-
e bisher nicht über ein Incidental-Screening den Zugang zur Hypertoniekon-
ıden haben.

Nun ist aus verschiedenen Studien der letzten Jahre deutlich geworden, daß insbesondere die jüngeren Männer eine in dieser Hinsicht besonders schwer zu erreichende Personengruppe darstellen (5,6). Auch ist bekannt, daß eine Hypertonie im jüngeren Lebensalter mit einem deutlich größeren Risiko für Folgeerkrankungen verbunden ist als in höheren Lebensjahren (46).

Belegschaften von Betrieben sind als Zielgruppe für die Hypertoniekontrolle unter diesen 'Problemfällen' deshalb besonders geeignet, weil in ihnen Männer etwa doppelt so häufig vertreten sind wie Frauen und weil sie zu einem hohen Prozentsatz (etwa 75%) jünger sind als 50 Jahre. In den Vereinigten Staaten von Amerika werden seit über 10 Jahren Früherkennungsaktionen in Betrieben durchgeführt, um die sogenannten 'hard-to-reach'- Gruppen zu erreichen (47,48). Viele Länder sind diesem Beispiel inzwischen gefolgt (49,50).

Es gibt aber noch weitere Gründe, die für Screeningsaktionen in Betrieben sprechen.

So hat sich gezeigt, daß der organisatorische Ablauf einer Früherkennungsaktion in Betrieben gut an den Arbeitsprozess anpaßbar ist, so daß Untersuchungen leichter und ohne Zeitdruck durchgeführt werden können. Dieses steigert die Akzeptanz der Untersuchung bei den Belegschaften. Darüber hinaus erspart es dem jeweiligen Belegschaftsmitglied, zum Zwecke der reinen Früherkennung einen Arzt aufzusuchen (Barriere 'Weg zum Arzt'). Der enge soziale Kontakt unter den Mitarbeitern trägt dazu bei, anfangs zurückhaltende Mitarbeiter zu einer Teilnahme zu bewegen. Insgesamt ist durch die Gegebenheiten am Arbeitsplatz eine hohe Beteiligung auch in den Problemgruppen zu erreichen. Zwei-Stufen-Screenings (s.unten) sind hier mit besonders hoher Wiederbeteiligung durchführbar.

Ein weiterer Punkt, der insbesondere unter dem Aspekt der Programmeffektivität berücksichtigt werden sollte, ist der, daß betriebliche Früherkennungsaktionen eine Evaluierung der Programmwirksamkeit durch ein Wiederholungsscreening in derselben Firma nach etwa 2-3 Jahren erlauben. Dadurch lassen sich Änderungen im Bekanntheits- und Behandlungsgrad auch nach einem längeren Zeitraum zuverlässig bestimmen. Die Summe dieser Argumente trug dazu bei, daß betriebliche Früherkennungsaktionen auf Hypertonie eine der Hauptstrategien des MBP wurden (51).

Organisation und Durchführung von Früherkennungsaktionen in Betrieben

Die Teilnahme an den betrieblichen Früherkennungsaktionen des MBP war freiwillig und kostenlos. Jeder Betriebsangehörige konnte teilnehmen. Teilnehmer im Sinne des MBP war aber nur derjenige, der einen kurzen Fragebogen beantwortete und eine Einverständniserklärung zum Informationsaustausch zwischen Arzt und MBP-Team unterschrieben hatte (s.unten) und dessen Blutdruck gemessen wurde.

Methodik der Blutdruckmessung

Die Blutdruckmessung bei betrieblichen Früherkennungsaktionen erfolgte grundsätzlich unter standardisierten Bedingungen (40,41). Diese Basisbedingungen haben sich in vielen epidemiologischen Untersuchungen als ausreichend erwiesen und erlauben einen Vergleich, der in den Betrieben unter sehr unterschiedlichen äußeren Gegebenheiten gewonnenen Ergebnisse.

Die Blutdruckmessung erfolgte in einer möglichst ruhigen Atmosphäre, im allgemeinen in ruhigen Räumen. Der Programmteilnehmer beantwortete zunächst einige Fragen aus dem Interview-Bogen, so daß er vor der ersten Messung mindestens 5 Minuten gesessen hatte.

Die Blutdruckmessung erfolgte am rechten Arm. Je Untersuchungstermin wurden zwei Blutdruckmessungen im Abstand von etwa 3 Minuten durchgeführt. Ein speziell für epidemiologische Untersuchungen entwickeltes Blutdruck-Messgerät, das Random-Zero-Sphygmomanometer (52), wurde dazu verwendet.

Alle Untersucherinnen des MBP hatten sich einer mehrtägigen Schulung unterziehen müssen (53). Die Variabilität ihrer Messungen an standardisierten Tonbandbeispielen durfte dabei nicht mehr als maximal $\pm$ 2 mm Hg betragen. Bei Messungen mit Doppel-stethoskopen unter Einsatz besonders geschulter Referenzpersonen an verschiedenen Probanden durften die Abweichungen ebenfalls nicht mehr als $\pm$ 2 mm Hg betragen.

Bei den Probanden wurden die I.,IV. und V. Phase der Korotkoff-Geräusche gemessen. Das Ergebnis wurde auf die nächste gerade Ziffer abgelesen (d.h. in '2mm - Schritten'). Die Millimetereinteilung an den Steigrohren der Random-Zero-Sphygmomanometer entsprach 2 mm Hg pro Teilstrich. Für die Auswertung wurden nur die Blutdruckwerte der 2. Messung herangezogen, der systolische Blutdruck wurde bei Einsetzen der I., der diastolische bei Einsetzen der V. Phase der Korotkoff-Geräusche bestimmt.

Die Untersucher teilten dem Probanden nur die Blutdruckwerte der 2. Messung mit und trugen diese in seinen Blutdruck-Paß ein. Der Paß verblieb bei den Programm-Teilneh-mern. Die Beurteilung im Sinne einer Maßnahmevergabe (s.unten) erfolgte immer anhand der Blutdruckwerte der 2. Messung am jeweiligen Untersuchungstag.

Nachmessungen

Jedes Screeningsverfahren muß eine ausreichend hohe Sensitivität und Spezifität aufweisen, damit sich der Anteil falsch-positiver und falsch-negativer Teilnehmer in vertretbarem Rahmen bewegt (44).

Studien zu diesem Thema haben gezeigt, daß Mehrfachmessungen an einem Untersuchungstermin den Anteil falsch-positiver Messungen reduzieren können (54,55). Eine oder mehrere Nachmesstermine mit erneuter mehrfacher Blutdruckmessung führen ebenfalls zu einer zunehmenden Korrektheit der Verdachtsdiagnose insbesondere bei grenzwertigen Befunden (17,59). Da bei jedem Screening das Praktikable mit dem Erstrebenswerten einen Kompromiß eingehen muß, wurde festgelegt, daß Nachmessungen nur bei jenen Probanden des MBP durchgeführt wurden, die bei der 2. Messung des Erstmesstermins erhöhte Werte (>140 mm Hg und/oder >90 mm Hg) aufwiesen. Dies bedeutet, daß falsch-positiv erhöhte Werte durch eine Nachmessung eliminiert wurden während falsch-negative Werte des Erst-Screenings unentdeckt blieben. Die relativ große Häufigkeit fälschlich erhöhter Blutdruckwerte und die im Vergleich dazu geringe Anzahl fälschlich unentdeckter Hypertoniker rechtfertigen dieses Vorgehen.

Auch bei der Nachmessung wurden zwei Messungen durchgeführt. Als Befund wurde der zuletzt gemessene Wert herangezogen.

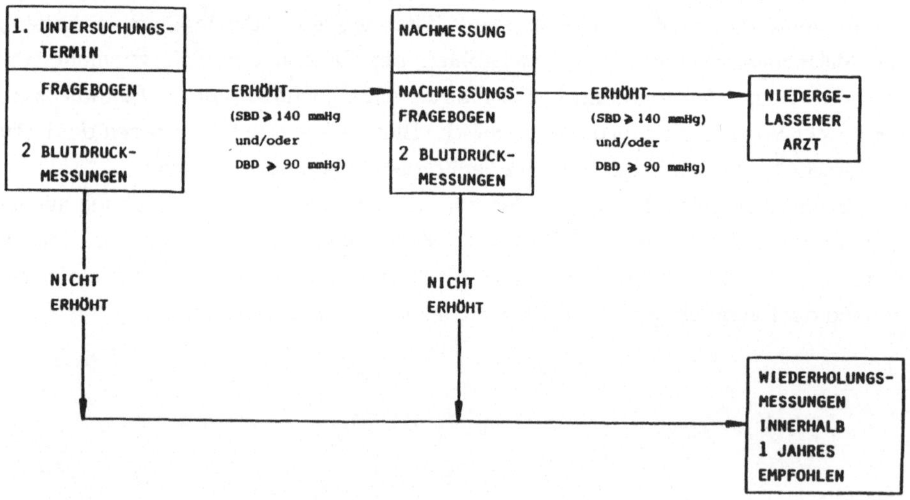

Abb. 6: Ablauf der Betrieblichen Früherkennungsaktion des MBP.
Zwei-Stufen-Screening

Untersuchungsablauf und Maßnahmevergabe

Die Untersuchung bestand aus einem kurzen Fragebogeninterview und zwei Blutdruckmessungen. Die Fragebögen des ersten und des Nachmesstermines sind dem Anhang zu
entnehmen, ebenso die Einverständniserklärung zur Teilnahme.

Die Werte der zweiten Blutdruckmessung des ersten Untersuchungstermines bestimmten
die Folgeaktivitäten (Maßnahmen) :

- *Blutdruck <140/90 mm Hg:*
  Empfehlung   einer   Blutdruckmessung   innerhalb   der   nächsten
  12 Monate.

- *Blutdruck 140-199 mm Hg und/oder 90-114 mm Hg :*
  Einladung zu einem anberaumten Nachmesstermin innerhalb der laufenden
  Früherkennungsaktion zur Wiederholungsmessung.

- *Blutdruck >200 mm Hg und /oder >115 mm Hg:*
  Aufforderung zum sofortigen Arztbesuch.

Alle Programmteilnehmer mit erhöhten Blutdruckwerten ($\geq$140 systolisch und/oder $\geq$90
mm Hg diastolisch), wurden zu einer Nachmessung während der laufenden Früherkennungsaktion eingeladen. Diese erfolgte innerhalb der nächsten 1-8 Tage.

Beim Nachmesstermin wurden folgende Maßnahmen von den Untersuchern in Abhängigkeit von dem Wert der zweiten Blutdruckmessung vergeben:

- *Blutdruck >200 mm Hg und/oder >115 mm   Hg:*
  Aufforderung zum sofortigen Arztbesuch. Eine Rückantwortkarte wurde
  mitgegeben.

- *Blutdruck 180-199 mm Hg und/oder 105-114 mm Hg :*
  Empfehlung in spätestens 1 Monat den Blutdruck beim Hausarzt kontrollieren zu
  lassen. Rückantwortkarte wurde mitgegeben.

- *Blutdruck 140-179 mm Hg und/oder 90-104 mm Hg:*
  Empfehlung, in spätestens 3 Monaten den Blutdruck beim Hausarzt kontrollieren
  zu lassen. Rückantworkarte wurde mitgegeben.

- *Blutdruckwerte unter 140 mm Hg und unter 90 mm Hg :*
  Empfehlung jährlich einmal den Blutdruck kontrollieren zu lassen.

Die zum Arztbesuch aufgeforderten Programmteilnehmer erhielten eine frankierte Rückantwortkarte. Die von ihrem Arzt in der Praxis gemessenen Blutdruckwerte sollten in diese Karte eingetragen und die Karten wieder an das MBP zurückgeschickt werden. Teilnehmer, die bis zum Abschluß eines laufenden Betriebsscreenings der Aufforderung zur Nachmessung nicht nachgekommen waren, erhielten diese Rückantwortkarte nachträglich über das Erinnerungsverfahren zugestellt (s. dort). Die Maßnahmevergabe erfolgte bei ihnen auf der Grundlage des Wertes der zweiten Blutdruckmessung beim ersten Untersuchungstermin (s. auch (57)).

Aufbau und Funktion des Erinnerungsverfahrens im MBP

Eine wesentliche Komponente der Blutdruck-Früherkennungsaktionen des MBP in Betrieben war das Compliance-unterstützende Erinnerungsverfahren. Aufgabe dieses Verfahrens war die Betreuung derjenigen Programmteilnehmer, die beim ersten Untersuchungstermin oder bei der Nachmessung erhöhte Blutdruckwerte aufgewiesen hatten. Ziel des Erinnerungsverfahrens war es, die 'Überweisungsrate' zum niedergelassenen Arzt zu steigern und längerfristig die Arzt-Patienten-Compliance zu stützen. Die Bedeutung solcher Maßnahmen für die mittel- bis langfristige Wirksamkeit eines Programmes ist besonders groß (56,78).

Die Probanden hatten zu Beginn der Untersuchung im Betrieb ihr Einverständnis für die Aufnahme in das Programm erklärt. Der Zugang zu dem Erinnerungsverfahren erfolgte über die Blutdruckwerte der zweiten Messung des jeweiligen Termines. Sie stellten die Basisdaten im Rahmen des Erinnerungsverfahrens dar. Der weitere Aufbau des Systems erfolgte rechnergestützt.

In Abhängigkeit von der Höhe des systolischen und diastolischen Blutdruckes und des Behandlungsstatus wurden die Probanden in bestimmte Kategorien eingeteilt. Den Kategorien entsprachen verschiedene Erinnerungsmaßnahmen. Diese unterschieden sich einmal durch den Inhalt der Briefe (s. weiter unten), mit denen die Probanden nach den Screenings vom MBP angesprochen wurden. Zum zweiten variierten auch die Zeitintervalle zwischen den einzelnen Erinnerungsbriefen in Abhängigkeit von der Höhe der Blutdruckwerte und dem Behandlungsstatus der Hypertonie.

Die Einteilung der jeweiligen Kategorien und zugehörigen Erinnerungsfristen sind der beigefügten Tabelle 3 zu entnehmen.

Mit jedem im Erinnerungsverfahren versandten Brief wurde auch eine bereits freigemachte Rückantwort-Postkarte mitgeschickt. Der MBP-Teilnehmer wurde in dem Brief aufgefordert, mit dieser Karte seinen Hausarzt aufzusuchen und den in der Praxis gemessenen Blutdruckwert auf der Postkarte eintragen zu lassen.

Tab 3 :   Die Elemente des rechnergestützten Erinnerungsverfahrens

a) Vergabe der Erinnerungsmaßnahme (intern vergeben)

Erinnerungs-maßnahme	Alters-einschränkung	Blutdruck		Bemerkung
		Systole (mmHg)	Diastole (mmHg)	
5	keine	≥ 200 oder	≥ 115	
4	keine	180 – 199 oder	105 – 114	
3	≥ 35	160 – 179 oder	95 – 104	
	< 35	150 – 179 oder	95 – 104	
2	≥ 35	140 – 159 oder	90 – 94	
	< 35	140 – 149 oder	90 – 94	
1	keine	< 140 und	< 90	ohne Behandlung
0	≥ 35	< 160 und	< 95	kontrollierte Hypertoniker
	< 35	< 150 und	< 95	kontrollierte Hypertoniker

Die Vergabe der Erinnerungsmaßnahme ist rasterartig von oben nach unten durchzuführen.

b) Erinnerungsfristen nach Erinnerungsmaßnahmen

Erinnerungsmaßnahme	1. Erinnerung	2. Erinnerung	3. Erinnerung
5	+ 4 Wochen	+ 4 Wochen	+ 4 Wochen
4	+ 4 Wochen	+ 3 Monate	+ 3 Monate
3	+ 3 Monate	+ 3 Monate	+ 3 Monate
2	+ 3 Monate	+ 6 Monate	+ 6 Monate
0 (kontr. Hypertoniker)	+ 3 Monate	+ 6 Monate	+ 6 Monate
1 von 5 kommend	-	+ 3 Monate	+ 6 Monate
von 0, 3, 4 kommend	-	-	+ 6 Monate
von 1, 2 kommend	-	-	+ 1 Jahr

Nach der 3. Erinnerung wird für 1 Jahr ausgesetzt.

c) Aufbau eines vierstelligen Erinnerungscodes

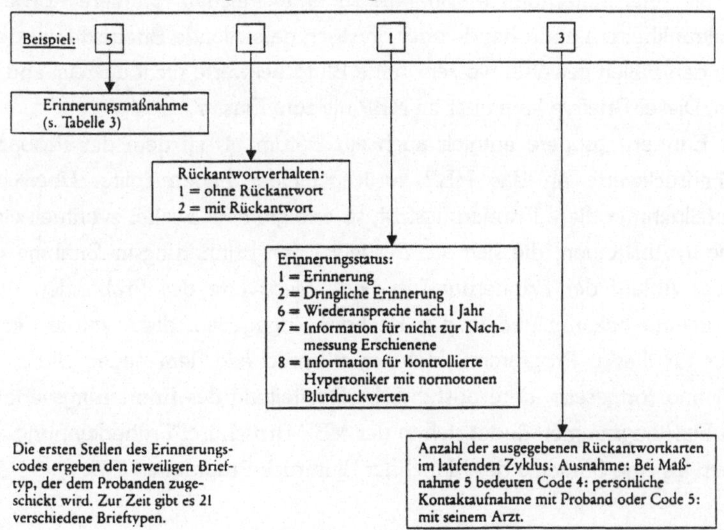

Ein ähnliches Verfahren war ja in unmittelbarem Anschluß an das Screening schon eingesetzt worden, wenn die Probanden Werte oberhalb der festgelgten Schwelle aufwiesen. Die über die Postkarte an das MBP zurückgemeldeten neuen Blutdruckwerte und der Behandlungsstatus wurden dann dem Datensatz des jeweiligen Probanden zugefügt. Veränderungen in der Höhe des Blutdruckes bzw. des Behandlungsstatus führten zu entsprechenden Veränderungen der Erinnerungsmaßnahme und der Erinnerungsfristen.

Das Erinnerungssystem reagierte somit direkt auf die an das MBP zurückfließenden Informationen. In den Fällen, in denen keine Informationen über Rückantwortkarten das MBP erreichten, blieb die ursprüngliche Blutdruck-Kategorie bzw. die Erinnerungsmaßnahme für den Probanden erhalten. Es kam jedoch durch Hinzufügen einer zusätzlichen Variablen, die die Anzahl der ausgesandten Mahnbriefe angab, zu einer Festlegung, daß mehr als drei solcher versuchten Kontaktaufnahmen nicht stattzufinden hatten. Danach wurde die Kontaktaufnahme abgebrochen.

Um die Briefinhalte den jeweiligen individuellen Gegebenheiten des einzelnen Probanden anpassen zu können, wurden die verschiedenen Erinnerungscodes, -maßnahmen und -fristen in verschiedenartige Brieftexte umgesetzt. Hierbei kam es zu über 20 verschiedenen Permutationen von Brieftypen, deren Text von einer allgemeinen bis zu einer dringlichen Aufforderung, den Blutdruck kontrollieren zu lassen, reichte. Jeder Brief enthielt die zuletzt an das MBP zurückgemeldeten Blutdruckwerte und Angaben über stattgehabte Arztkontakte bzw. -behandlungen. Die Briefe versuchten durch rückversichernde oder eher leicht mahnende Grundtöne, den Charakter des Erinnerungsverfahren als einer stützenden Maßnahme zu unterstreichen. Stärkere Konsequenzen (z.B. Folgekrankheiten) androhende oder drastisch darstellende Brieftexte wurden dagegen nur in den Fällen gewählt, wo sehr hohe Blutdruckwerte nicht ausreichend kontrolliert waren. Dieser Brieftyp kam aber im MBP nie zum Einsatz.

Jeder der Erinnerungsbriefe enthielt auch ein Datum bis zu dem der Proband seine neuen Blutdruckwerte an das MBP zurückgemeldet haben sollte. Überschritt der Programmteilnehmer diese Erinnerungsfrist, so erfolgte eine zweite, eventuell eine dritte Erinnerung in Abständen, die sich aus der jeweiligen Erinnerungsmaßnahme ergaben. Wurden vor Ablauf der Erinnerungsfrist neue Messwerte des Probanden über eine Rückantwortkarte bekannt und in den Rechner eingegeben, dann wurde der Erinnerungszyklus für diesen Programmteilnehmer entsprechend dem neuen Blutdruckstatus modifiziert und fortgesetzt. Eine ausführliche Darstellung des Erinnerungsverfahrens in Form von Flußdiagrammen findet sich in der MBP-Broschüre "Früherkennungsaktionen in Betrieben als eine Strategie des Münchner Blutdruck-Programms"(57).

6. ERGEBNISSE AUS DEN BETRIEBSSCREENINGS DES MBP

A: ORGANISATORISCHE CHARAKTERISTIKA

Untersuchungsdauer

Erstmeßtermin

Die mittlere Untersuchungsdauer für den Erstmeßtermin betrug bei insgsamt 7 310 Untersuchungen 13,7 Minuten. Am häufigsten war eine Untersuchungsdauer von 10 Minuten (24%), länger als 20 Minuten dauerten weniger als 5% aller Untersuchungen. Veränderungen in der Untersuchungsdauer im Sinne einer Verlängerung um durchschnittlich 2 Minuten ergaben sich durch Einführung des Zusatzbogens 'Getränke' seit Januar 1984. Zwischen den Betrieben fanden sich - wenn man von dieser MBP-induzierten Verlängerung absieht - keinerlei Unterschiede bezüglich des Zeitbedarfes. Verschiedene MBP-Untersucher benötigten dagegen unterschiedlich lange Zeit für eine Untersuchung. Die mittleren Untersuchungsdauern reichten je Untersucher von 10 bis zu 17 Minuten.

Nachmeßtermin

Die Untersuchung am Nachmeßtermin dauerte durchschnittlich 11,2 Minuten; 60% waren sogar in 10 Minuten oder noch schneller durchgeführt. Auch hierbei gab es zwischen den Betrieben keine Unterschiede.

Anzahl der Untersuchungen pro Untersucher

24 verschiedene Untersucher wurden insgesamt eingesetzt. Die Häufigkeit des Einsatzes schwankte allerdings erheblich (s.Tab 4), so daß 10 Untersucher 80% aller Untersuchungen durchführten. Die Größe des dem MBP zur Verfügung stehenden Teams erbrachte eine hohe Anpassungsfähigkeit an betriebliche Gegebenheiten.

Tab. 4: *Anzahl der von jedem MBP-Untersucher untersuchten Probanden. Erst-Screening 1983/84*

Untersucher-Nr.:	Erstmeß-Termin (n)	Nachmeß-Termin (n)
1	118	16
2	87	12
3	23	2
4	146	31
5	68	13
6	58	8
7	378	94
8	1 310	307
9	478	105
10	56	6
11	116	23
12	354	69
13	3	1
14	302	42
15	350	52
16	355	88
17	498	70
18	793	122
19	474	94
20	162	45
21	22	1
22	812	196
23	213	32
24	134	20
Gesamt	7310	1449

Tageszeit und Untersuchung

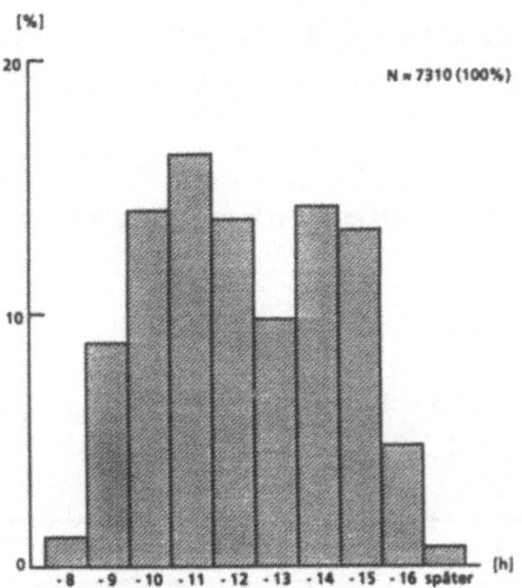

Abb. 7: Häufigkeit der Untersuchungen je Tageszeit,
alle Teilnehmer des MBP-Erstscreenings 1983/84

Die Untersuchungen fanden am häufigsten zwischen 9 und 12 Uhr am Vormittag und zwischen 13 und 15 Uhr am Nachmittag statt. Die meisten Beschäftigten nahmen das Angebot zur Früherkennung also während der normalen Arbeitszeit wahr, während die Zeiten kurz nach Arbeitsbeginn und vor Arbeitsende sowie die Mittagspause weniger genutzt wurden.

Jahreszeit und Untersuchung

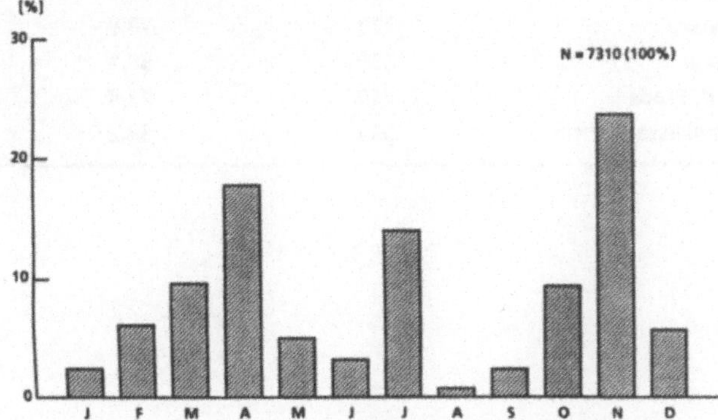

Abb. 8: Häufigkeit der Untersuchungen je Monat,
alle Teilnehmer des MBP-Erstscreenings 1983/84

Die Monate, in denen das MBP Früherkennungsaktionen durchführte, wurden bestimmt durch betriebliche Gegebenheiten und allgemeine Umstände (Urlaubszeit, Feiertage, Witterungsverhältnisse). Erwartungsgemäß wurden in den Sommermonaten August und September (Ferienzeit in Bayern) und um die Jahreswende die wenigsten Untersuchungen durchgeführt.

Charakteristika von Betrieben, Belegschaften und Screeningsteilnehmern

Art der Betriebe und Teilnahmequoten

Tab. 5: *Betriebe, Belegschaften und Beteiligungen,*
            MBP-Erstscreenings 1983/84

Betrieb	Belegschaft (n)	Beteiligungsrate (%)
IBM-München	1280	55,7
Bayer. Versicherungskammer	2577	50,4
GSF (Forschungszentrum)	1253	45,8
Südd. Bodencreditbank	214	45,3
Bayer. Staatmin. d. Innern	464	57,1
MAHAG (Kfz-Werkstätten)	1589	54,9
Hofpfisterei (Großbäckerei)	511	50,1
Oberste Baubehörde	388	38,1
Alu Mössner	269	70,6
TÜV Bayern	1486	34,5
IHK München	288	51,4
Kreisverwaltungsreferat	1210	45,3
Gartenbauamt	671	90,0
CSU-Geschäftsstelle	82	37,8
Strickwaren März	370	78,9
Spaten-Brauerei	510	53,1
Sozialreferat d. Stadt	710	25,8
IWIS-Präzisionskettenfabrik	505	59,2

In den Jahren 1983 bis Februar 1985 wurden Screenings in 18 Münchner Betrieben durchgeführt. Namen und Bereichssparten, die Belegschaften sowie die Teilnahmeraten bezogen auf die Gesamtbelegschaft sind der Tabelle zu entnehmen.

Die Ansprache von Betrieben ergab sich durch persönliche Kontakte, Zusammenarbeit mit verschiedenen unternehmerischen Vereinigungen und schriftliche Aussendungen an Betriebe, die aus dem Verzeichnis der Industrie- und Handelskammer ausgewählt wurden. Es wurde Wert darauf gelegt, Betriebe aus möglichst unterschiedlichen Wirtschaftssparten zu einer Teilnahme zu bewegen. Wenn als Ergebnis intensiver Vorgespräche das Einverständnis von Betriebsleitung, Betriebsrat und Betriebsarzt vorlag, wurde vom MBP eine Früherkennungsakton auf hohen Blutdruck im jeweiligen Betrieb durchgeführt.

Die Durchführung der Aktionen war für die Betriebe prinzipiell kostenlos, jedoch beteiligten sich einige der 18 Firmen freiwillig an der Finanzierung.

Planung und Organisation erfolgten in enger Absprache mit den Betrieben. Dies war eine unbedingte Voraussetzung, um die vielfältigen, sehr unterschiedlichen betriebstechnischen und örtlichen Gegebenheiten angemessen mitberücksichtigen zu können.

Entsprechend unterschied sich das organisatorische Vorgehen von Betrieb zu Betrieb. Die Anwendung eines Routineprotokolles zur Durchführung der Screenings war nicht möglich (s.dazu auch das "Handbuch zur Durchführung von Früherkennungsaktionen auf hohen Blutdruck in Betrieben", 42).

Die durchschnittliche Dauer des Screenings in einem Betrieb oder in einer Abteilung betrug maximal 2-3 Wochen. Die zeitliche Beschränkung erlaubte es im allgemeinen nicht, durch gezielte 'Nachfaßaktionen' die Teilnahmequoten wesentlich zu steigern. Betriebliche Eigenheiten (z.B. hoher Anteil von Beschäftigten im Außendienst, verstreute räumliche Anordnung) schränkten die Teilnahme weiter ein. Hinzu kamen, insbesondere in zwei Einrichtungen, interne Konflikte, die die MBP-Screenings als 'Alibi-Aktionen' oder 'Trostpflaster' erscheinen ließen.

Die Gesamtteilnahmerate lag knapp über 50%, sie war für Männer und Frauen praktisch gleich.

Die nachfolgende Abbildung 9 verdeutlicht den hohen relativen Anteil einiger Großbetriebe an den Gesamtteilnehmern der MBP-Screenings:

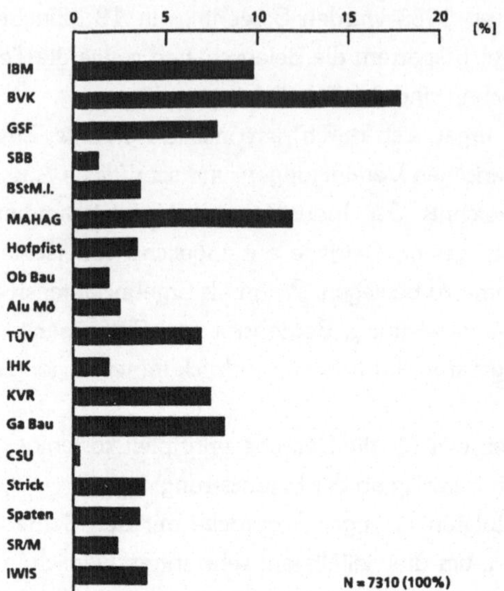

Abb. 9:   Relativer Anteil der Einzelbetriebe an der Gesamtteilnehmerzahl, MBP-Erstscreening 1983/84

Teilnahme nach Alter und Geschlecht

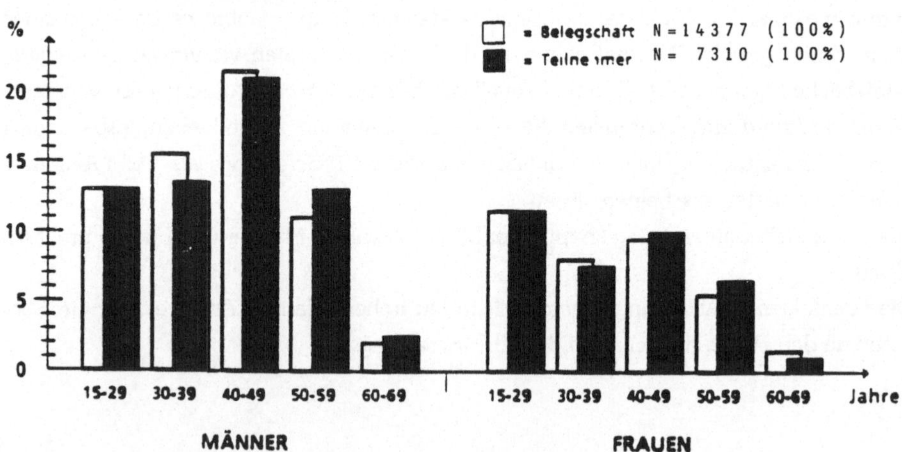

Abb.10: Alters- und Geschlechtsverteilung von Belegschaften und Teilnehmern, MBP-Erstscreenings 1983/84

Die Teilnahmeraten waren in allen Altersgruppen ähnlich. Eine geringe Unterbeteiligung ergab sich bei 30-39jährigen, eine leichte Überrepräsentierung bei 50-59jährigen Teilnehmern. Dieses galt für beide Geschlechter. Wegen der in den meisten der untersuchten Betriebe zu gering werdenden Anzahlen in den einzelnen Alters-Geschlechts-Untergruppen wurde keine betriebsspezifischen Aufgliederungen der Teilnahme nach Geschlecht und Alter vorgenommen.

Obwohl also erhebliche Beteiligungsdifferenzen zwischen den einzelnen Betrieben festgestellt werden mußten und die Einzelbetriebe unterschiedliche Anteile zur Gesamtteilnehmerzahl beisteuerten, bildete die Gesamtheit der MBP-Teilnehmer die Geschlechts- und Altersstruktur der Gesamtbelegschaften aller 18 Betriebe sehr getreu ab.

Tab. 6:   Teilnehmer am MBP-Erstscreening 1983/84,
nach Alter und Geschlecht

	Männer		**Frauen**	
	(n)	**(%)**	**(n)**	**(%)**
15-29 J.	942	20,4	863	32,0
30-39 J.	1003	21,8	554	20,5
40-49 J.	1538	33,4	733	27,1
50-59 J.	944	20,5	487	18,0
>60 J.	181	3,9	65	2,4
Gesamt	4608	100,0	2702	100,0

Fast zwei Drittel aller Screeningsteilnehmer waren männlich. Jünger als 50 Jahre waren 76% der Männer und 80% der Frauen.

Anteil ausländischer Arbeitnehmer unter den MBP-Teilnehmern

Unter den 7 310 Screenings-Teilnehmern fanden sich 736 ausländische Arbeitnehmer (Gesamt 10,1%; Männer 10,7%, Frauen 8,5%). Männer und Frauen der Altersgruppe 30-49 Jahre waren unter ihnen besonders häufig vertreten.

Herkunftsländer waren:

Österreich:	8,1%
Frankreich:	0,9%
Groß-Britannien:	1,4%
Griechenland:	11,8%
Italien:	6,6%
Polen:	0,3%
Türkei:	35,0%
USA:	1,1%
Jugoslawien:	20,2%
keine Angaben:	14,7%

Der Anteil ausländischer Mitarbeiter bezogen auf die Gesamtteilnehmer reichte in den einzelnen Betrieben von 0% bis 49%.

Ausbildungsniveau der MBP-Teilnehmer

Die Screenings-Teilnehmer wurden nach dem höchsten Schulabschluß und dem höchsten berufsbildenden Abschluß befragt. In Anlehnung an Pappi (79) wurde diesen beiden Abschlüssen eine 'Normalbildungsdauer' in Jahren zugeordnet. Die Zusammenfassung schulischer und berufsbildender Ausbildungsjahre erfolgte in 4 Kategorien (Tab.7). Für 122 Probanden lagen keine Angaben zur Ausbildung vor.

Tab. 7: Kategorisierung der Dauer der Schul- und Berufsausbildung nach Gesamtausbildungsjahren

Ausbildungsjahre:	Schule:		Berufsbildung:
7-8 J.	kein Abschluß	+	- kein Abschluß
	Haupt-/Volksschule	+	- kein Abschluß
9-10 J.	Haupt-/Volksschule	+	- Berufsschule (Lehre)
	Mittlere Reife	+	- kein Abschluß
11-13 J.	Haupt-/Volksschule	+	- Fach-/ Techniker-/ Meisterschule
	Mittlere Reife	+	- Berufsschule (Lehre) - Techniker-/ Meister-/ Fachoberschule
	Abitur	+	- kein Abschluß - Berufsschule (Lehre) - Fach-/ Techniker-/ Meisterschule
15-17 J.	Mittlere Reife	+	- Fachhochschule - Universität
	Abitur	+	- Fachhochschule - Universität

Die geschlechtsspezifischen Unterschiede in den Ausbildungsjahren waren erheblich. In der Gruppe mit 7-8 Ausbildungsjahren ist zu berücksichtigen, daß fast die Hälfte aller Männer unter 20 Jahre alt und zu einem hohen Prozentsatz noch Lehrlinge war. Darüberhinaus bestand ein überproportional hoher Anteil ausländischer Teilnehmer in der Kategorie '7-8 Ausbildungsjahre'. Unter den Männern in dieser Kategorie waren 52% und unter den Frauen 30% ausländischer Herkunft.

Tab 8:   *Ausbildungsdauer (in Jahren),*
            Teilnehmer des MBP-Erstscreenings 1983/84

Ausbildungsdauer	Deutsche		Ausländer		Gesamt	
	(n)	(%)	(n)	(%)	(n)	(%)
MÄNNER	4031	100,0	500	100,0	4531	100,0
7- 8 J.		5,7		49,0		10,5
9-10 J.		38,4		31,8		37,7
11-13 J.		28,4		9,8		26,4
15-17 J.		27,4		9,6		25,5
FRAUEN	2421	100,0	236	100,0	2657	100,0
7- 8 J.		12,8		55,9		16,7
9-10 J.		50,8		21,6		48,2
11-13 J.		30,5		16,1		29,2
15-17 J.		5,9		6,4		5,9

Zwischen den Betrieben gab es erhebliche Unterschiede in den Prozentanteilen der Teilnehmer aus den jeweiligen Ausbildungskategorien. Sie reichten von 87% in einem Betrieb mit 7-10 Ausbildungsjahren bis zu einer anderen Institution, in deren Belegschaft 51% über 15 Jahre Ausbildung besaßen.

Die Ausbildungsdauer kann als ein näherungsweiser Indikator für die soziale Schichtzugehörigkeit angesehen werden. Prävalenzunterschiede für einzelne Risikofaktoren in den Ausbildungsklassen können als Auswirkungen unterschiedlicher Kenntnisse, Einstellungen und Verhaltensmuster gegenüber gesundheitsgefährdenden Lebensweisen aufgefaßt werden.

B: ERGEBNISSE DER ERSTSCREENINGS VON 1983/84

Prävalenz der kardiovaskulären Risikofaktoren Übergewicht und Rauchen unter den Screenings-Teilnehmern

Fälle mit fehlenden Daten für Gewicht, Größe oder Rauchgewohnheiten wurden für die nun folgende Ergebnisdarstellung ausgeschlossen (77 Männer und 45 Frauen).

Übergewicht

Die Teilnehmer gaben ihre Körpergröße und das Körpergewicht selbst an, es wurde nicht gemessen. Unter Zugrundelegung dieser Selbstangaben wurde der Körpermassen-Index (Body Mass Index = BMI) berechnet als Körpergewicht (in kg) dividiert durch Körpergröße (in m) zum Quadrat [kg/m2]. Übergewicht wurde in Anlehnung an andere Untersuchungen (58) definiert als BMI $\geq$ 25 für Männer bzw. BMI $\geq$ 24 für Frauen; Obesitas (Fettsucht) wurde definiert als BMI $\geq$ 30. Diese Definitionen gelten für alle Altersgruppen.

Tab. 9: *Prävalenz von Übergewicht und Fettsucht, Teilnehmer des MBP-Erstscreenings 1983/84*

	BMI $\geq$ 25		BMI $\geq$ 30
	(n)	(%)	(%)
MÄNNER			
15-29 J.	918	17,1	1,4
30-39 J.	988	36,7	5,1
40-49 J.	1517	43,0	6,1
50-59 J.	932	53,0	8,3
>60 J.	176	56,3	4,5
Gesamt	4531	39,0	5,3
	BMI $\geq$ 24		BMI $\geq$ 30
FRAUEN			
15-29 J.	854	10,9	0,8
30-39 J.	546	12,2	5,3
40-49 J.	719	34,6	5,4
50-59 J.	476	48,7	10,1
>60 J.	62	46,8	12,9
Gesamt	2657	27,2	4,9

Die Prävalenzen von Übergewicht und Fettsucht nahmen mit dem Alter bei beiden Geschlechtern zu. Insbesondere in den mittleren Altersklassen (30-59 Jahre) machte sich ein deutlicher Einfluß der Ausbildungsdauer (s.oben) auf das Körpergewicht bemerkbar. In der Gruppe mit den geringsten Ausbildungsjahren betrug die Prävalenz der Fettsucht (BMI > 30) in diesen Altersgruppen bei beiden Geschlechtern zwischen 10 und 12%, während sie in der Gruppe 4 zwischen 2 und 4% lag.

Tab.10: Gesamtprävalenzen der Fettsucht in den 4 Ausbildungsgruppen unter Berücksichtigung der verschiedenen Altersstrukturen. Teilnehmer des MBP-Erstscreenings 1983/84

	Ausbildungsdauer	Prävalenz der Fettsucht $(\text{BMI} \geq 30)$	
		roh (%)	altersstandard. (%)
MÄNNER	7- 8 J.	8,2	9,5
	9-10 J.	6,7	6,8
	11-13 J.	4,9	5,0
	15-17 J.	2,3	2,3
FRAUEN	7- 8 J.	9,3	7,2
	9-10 J.	5,2	5,1
	11-13 J.	2,7	3,4
	15-17 J.	1,3	1,6

Die Konsistenz der Beziehung in jeder Altersklasse legt einen Zusammenhang zwischen Ausbildung und Ernährungsverhalten nahe. Die hohe Prävalenz ausländischer Teilnehmer in der Ausbildungsgruppe 7 bis 8 Jahre führte allerdings zu einer Überbetonung des Zusammenhanges vor allem bei Frauen, der bei den deutschen Teilnehmern allein nicht so ausgeprägt war (roh: 8,4%, altersstandardisiert: 5,6%). In den übrigen Ausbildungsgruppen und bei Männern zeigte sich kein nennenswerter Einfluß der Nationalität.

Rauchen

Das Rauchverhalten der Teilnehmer wurde ebenfalls im Interview erfragt. Neben der Art des Tabakkonsumes, d.h. Zigaretten, Zigarillos oder Pfeife, konnte auch die Menge, als Anzahl gerauchter Zigaretten pro Tag, bestimmt werden. Ehemalige Raucher ließen sich durch entsprechende Fragen von gegenwärtigen Rauchern trennen. Wir berichten hier nur über gegenwärtige Zigarettenraucher.

Tab. 11:   Prävalenz des Zigarettenrauchens und durchschnittliche
Anzahl der täglich gerauchten Zigaretten
(Mittelwert, Standardabweichung)
Teilnehmer des MBP-Erstscreenings 1983/84

	n	Prävalenz %	Mittelwert	SD
MÄNNER				
15-29 J.	918	51.5	19.1	11.1
30-39 J.	988	38.0	22.9	12.3
40-49 J.	1517	29.0	21.5	12.3
50-59 J.	932	29.1	21.6	13.0
>60 J.	176	23.9	19.4	10.7
Gesamt	4531	35.4	21.1	12.1
FRAUEN				
15-29 J.	854	45.8	17.0	10.7
30-39 J.	546	41.9	18.2	10.9
40-49 J.	719	27.3	17.0	11.4
50-59 J.	476	18.3	17.6	10.1
>60 J.	62	20.9	13.3	6.5
Gesamt	2657	34.4	17.3	10.8

Der höchste Prozentsatz an Zigarettenrauchern fand sich in den jüngeren Altersgruppen, der Anteil starker Raucher (über 20 Zigaretten/Tag) lag dagegen relativ alterskonstant bei 9% für Männer und bei 6% für Frauen.

Die Ausbildungsdauer beeinflußte das Rauchverhalten der Teilnehmer. Dabei war in jedem Alter bei beiden Geschlechtern eine längere Ausbildungsdauer assoziiert mit geringerem Zigarettenkonsum. Der hohe Anteil nicht rauchender ausländischer Teilnehmerinnen mit einer kurzen Ausbildungsdauer verdeckt in diesem Falle eine noch stärkere Beziehung für deutsche Betriebsangehörige. In der nachfolgenden Tabelle sind die Prozentzahlen für die deutschen Teilnehmerinnen separat in Klammern aufgeführt.

Tab. 12: Prävalenz des Zigarettenrauchens nach Ausbildungsjahren und Geschlecht, Teilnehmer des MBP-Erstscreenings 1983/84

	Ausbildungsdauer	**Prävalenz des Zigarettenrauchens**	
		roh (%)	altersstandard. (%)
MÄNNER	7 - 8 J.	52.2	51.9
	9 - 10 J.	43.0	42.8
	11 - 13 J.	33.2	32.8
	15 - 17 J.	19.1	20.0
FRAUEN	7 - 8 J.	33.6 (33.4)	39.3 (45.5)
	9 - 10 J.	36.2 (36.5)	36.9 (37.1)
	11 - 13 J.	33.6 (33.3)	33.3 (30.6)
	15 - 17 J.	26.8 (26.1)	24.5 (23.0)

( ) nur Teilnehmerinnen mit deutscher Nationalität

Die Nationalität hatte unter den männlichen Teilnehmern dagegen keinen nachweisbaren Einfluß auf das Rauchverhalten.

Prävalenz hypertoner Blutdruckwerte unter Screenings-Teilnehmern

Der Einfluß zweimaliger Blutdruckmessungen
Sowohl beim Erstuntersuchungstermin als auch anläßlich der Nachmessung wurden jeweils zwei Blutdruckmessungen durchgeführt. Erfahrungen anderer Screenings haben gezeigt, daß die individuellen Blutdruckwerte mit der Anzahl der Messungen fallen, wobei sich vor allem die erste Messung durch deutlich höhere Werte heraushebt (54,55,59).
Die Ergebnisse der MBP-Screenings bestätigen diese Erfahrungen. So betrug der Mittelwert des systolischen Blutdruckes für alle 7 310 Teilnehmer bei der ersten Messung des Erstmesstermines 128,4 mm Hg (SD 17,9 mm Hg; Median 126,0 mm Hg) und sank bei der zweiten Messung auf 126,4 mm Hg (SD 17,4 mm Hg; Median 124,0 mm Hg). Der mittlere diastolische Blutdruck sank von 80,2 mm Hg (SD 12,5 mm Hg; Median 80,0 mm Hg) auf 79,2 mm Hg (SD 12,3 mm Hg; Median 78,0 mm Hg).

Tab.13: Veränderung der Prävalenz erhöhter und hoher Blutdruckwerte von der ersten zur zweiten Messung,
Teilnehmer des MBP-Erstscreenings 1983/84

	systolisch (mm Hg)		**diastolisch (mm Hg)**	
	≥ 140	≥ 160	≥ 90	≥ 95
MÄNNER				
1. Messung	30,1%	7,5%	27,4%	14,4%
2. Messung	23,9%	5,4%	19,7%	12,7%
FRAUEN				
1. Messung	14,7%	3,3%	3,7%	6,0%
2. Messung	11,7%	3,0%	10,8%	5,0%

Die Änderungen in den Mittelwerten spiegeln sich in der Abnahme der Prävalenzen wieder. Das absolute Ausmaß dieser Veränderungen war bei niedrig gewählten Grenzwerten (140 bzw. 90 mm Hg) größer als bei den höheren (160 bzw. 95 mm Hg). Die absolute Abnahme bei Männern war fast doppelt so groß wie bei Frauen.
Für die Maßnahmevergabe (s.oben) wurden nur die Werte der 2. Messung herangezogen. Dies - zusammen mit den empfohlenen Nachmessungen im Betrieb - sollte die Zahl der falsch-positiven Hypertoniker weitgehend reduzieren.

Ergebnisse des ersten Untersuchungstermins

<u>Blutdruckwerte $\geq$ 140 mm Hg und/oder $\geq$ 90 mm Hg</u>

Die WHO klassifiziert Blutdruckwerte als normoton ein, wenn der systolische Blutdruck unter 140 mm Hg und der diastolische Blutdruck unter 90 mm Hg liegt. Als grenzwertig erhöht gilt ein Blutdruck von 140 bis 159 mm Hg systolisch und 90 bis 94 mm Hg diastolisch. Darüber liegende Werte sind nach dieser Einteilung hyperton (80).

Das MBP filterte sowohl Probanden mit grenzwertig erhöhten wie mit hypertonen Blutdruckwerten heraus. Für 3 Probanden lagen keine vollständigen Angaben zur Blutdruckanamnese (Bekanntheit, Behandlung) vor. Sie wurden deshalb von der weiteren Analyse ausgeschlossen. Die im folgenden berichteten Prävalenzen beruhen auf den Ergebnissen der 2. Messung des Erstmeßtermins.

Tab.14: *Prävalenz erhöhter Blutdruckwerte ($\geq$140 mm Hg systolisch und/oder $\geq$90 mm Hg diastolisch),*
Teilnehmer des MBP-Erstscreenings 1983/84

	Prävalenz	
	n	**%**
MÄNNER		
15-29 J.	942	20,3
30-39 J.	1003	28,4
40-49 J.	1538	33,4
50-59 J.	943	43,7
>60 J.	181	55,8
Gesamt	4607	32,6
FRAUEN		
15-29 J.	863	4,9
30-39 J.	554	10,5
40-49 J.	732	18,7
50-59 J.	487	34,3
>60 J.	64	35,9
Gesamt	2700	15,8

Insgesamt fanden sich 1 931 Probanden, die erhöhte Blutdruckwerte im Sinne der WHO-Definition aufwiesen. Der Anteil unter Männern war deutlich höher als unter Frauen. Dies galt für jedes Lebensalter. Alle Screenings-Teilnehmer mit erhöhten Blutdruckwerten wurden zu einer Nachmessung noch während des laufenden Screenings eingeladen (s. weiter unten).

<u>Blutdruckwerte $\geq$ 90 mm Hg diastolisch</u>

Eine weitere, häufig verwendete Klassifikation bezieht sich ausschließlich auf die diastolischen Blutdruckwerte. Wir unterscheiden hier eine milde (90-104 mm Hg) von einer mittelschweren bis schweren (> 105 mm Hg) diastolischen Hypertonie. Insbesondere die milde Hypertonie ist wegen ihrer Verbreitung in der Bevölkerung in den letzten Jahren in den Mittelpunkt präventiven Interesses gerückt.

Tab.15: Prävalenz diastolischer Hypertonieformen
Teilnehmer des MBP-Erstscreenings 1983/84

| | | Prävalenz | |
| | | 90-104 mm Hg | $\geq$105 mm Hg |
	n	%	%
MÄNNER			
15-29 J.	942	7,1	0,3
30-39 J.	1003	20,0	1,8
40-49 J.	1538	24,3	3,3
50-59 J.	943	29,2	6,4
>60 J.	181	31,5	3,3
Gesamt	4607	21,1	3,1
FRAUEN			
15-29 J.	863	2,2	0,1
30-39 J.	554	7,0	0,6
40-49 J.	732	13,2	1,6
50-59 J.	487	19,3	2,9
>60 J.	64	20,3	0,0
Gesamt	2700	9,7	1,1

In den vom MBP untersuchten Belegschaften wiesen etwa jeder fünfte Mann und jede zehnte Frau zum Zeitpunkt der Untersuchung Blutdruckwerte aus dem Bereich der milden Hypertonie auf. Mittelschwere bis schwere diastolische Hypertonie waren selten. Männliches Geschlecht und höheres Lebensalter waren auch hier direkt mit höheren Prävalenzen assoziiert.

Blutdruckwerte $\geq$ 160 mm Hg ($\geq$ 150 bei unter 35jährigen) und/oder $\geq$ 95 mm Hg

Blutdruckwerte, die systolisch $\geq$ 160 mm Hg und/oder diastolisch $\geq$ 95 mm Hg liegen, werden nach den Empfehlungen der WHO als hyperton bezeichnet. In Anlehnung an den Final Report of the Joint National Committee on Detection, Evaluation and Treatment of Hypertension 1980 wurde darüber hinaus bei Personen unter 35 Jahren für die Maßnahmevergabe innerhalb des MBP ein systolischer Blutdruckwert $\geq$ 150 mm Hg als hyperton definiert.

Tab.16: *Prävalenz hypertoner Blutdruckwerte (systolisch $\geq$160 mm Hg bzw. >150 mm Hg (unter 35 Jahre) und/oder diastolisch >95 mm Hg), Teilnehmer des MBP-Erstscreenings 1983/84*

	Prävalenz	
	(n)	(%)
MÄNNER		
15-29 J.	942	9,3
30-39 J.	1003	13,3
40-49 J.	1538	14,2
50-59 J.	943	23,6
>60 J.	181	24,9
Gesamt	4607	15,4
FRAUEN		
15-29 J.	863	1,2
30-39 J.	554	3,1
40-49 J.	732	7,8
50-59 J.	487	14,2
>60 J.	64	17,2
Gesamt	2700	6,1

Hypertone Werte fanden sich bei 15.4 % der Männer und 6.1% der Frauen. Ausgeprägt war auch hier wieder die deutliche Alters- und Geschlechtsabhängigkeit der Prävalenz.

<u>Hypertone Blutdruckwerte und Ausbildungsdauer</u>

Unter allen Teilnehmern, von denen Angaben über die Ausbildungsdauer vorlagen (4 531 Männer und 2 657 Frauen), wurden die altersspezifischen Prävalenzen hypertoner Blutdruckwerte bestimmt.

Unter Männern mit der geringsten Ausbildungsdauer lagen diese Prävalenzen deutlich niedriger als in den Gruppen mit längerer Dauer. Diese unterschieden sich nur geringfügig voneinander. Die Berücksichtigung des Ausländeranteiles in der Gruppe 7 - 8 Ausbildungsjahre führte aber zu einer Abschwächung des Zusammenhanges. Zwar blieb auch für deutsche Teilnehmer allein die Hypertonieprävalenz in der untersten Ausbildungsklasse immer noch sehr niedrig, doch sind wegen der geringen Fallzahlen diese Prävalenzen mit sehr großen Konfidenzintervallen behaftet.

Tab.17: Prävalenz hypertoner Blutdruckwerte (in %) nach Ausbildungsjahren, Alter und Geschlecht (n = 7 188),
Teilnehmer des MBP-Erstscreenings 1983/84

| | Ausbildungsdauer in Jahren | | | | |
	7-8		9-10	11-13	15-17
MÄNNER	n=458	(218)	n=1644	n=1151	n=1102
15-29 J.	3,7	(3,9)	9,0	12,4	13,2
30-39 J.	5,1	(6,3)	17,6	11,8	11,8
40-49 J.	11,1	(19,4)	14,9	16,8	12,5
50-59 J.	14,0	(16,7)	26,3	24,2	22,4
FRAUEN	n=425		n=1248	n=767	n=155
15-29 J.	0,0		1,9	0,9	0,0
30-39 J.	3,7		3,3	1,4	2,1
40-49 J.	5,7		9,0	6,8	8,3
50-59 J.	14,6		16,2	11,0	9,1

(In Klammern sind die Prävalenzen nur für deutsche Teilnehmer eingetragen)

Unter den Teilnehmerinnen fand sich kein deutlicher Zusammenhang der Hypertonieprävalenzen mit der Zunahme der Ausbildungsdauer, ein modifizierender Einfluß durch ausländische Teilnehmerinnen war nicht nachweisbar.

Die Ergebnisse der über 60jährigen Teilnehmer waren wegen der geringen Fallzahlen nicht aussagekräftig und wurden in die Tabellen nicht miteinbezogen.

Ergebnisse der Nachmessungstermine

<u>Anzahl der zur Nachmessung aufgeforderten Teilnehmer und
Beteiligung an der Nachmessung</u>

Probanden mit Blutdruckwerten > 140/90 mm Hg beim ersten Untersuchungstermin
wurden gebeten, innerhalb von 1-8 Tagen zu einer Nachmesssung im selben Betrieb zu
erscheinen.
Von 7 310 untersuchten Personen wurden 1 931 (d.h. 26,4%) gemäß den genannten
Kriterien zu einer Nachmessung aufgefordert. Mehr als 75% dieser Personen waren
Männer (n = 1 503), 428 waren Frauen. Davon nahmen 1 121 Männer (75%) und 328
Frauen (77%) die Gelegenheit zu einer Nachmessung im Betrieb wahr. Große altersbe-
dingte Beteiligungsunterschiede gab es, vielleicht mit Ausnahme jüngerer Frauen, nicht.

Tab.18: *Beteiligung an der Nachmessung (in %) nach Alter und Geschlecht,
alle zur Nachmessung aufgeforderten Probanden des MBP-Erstscreenings
1983/84*

ALTER	MÄNNER		FRAUEN	
	n	(%)	n	(%)
15-29 J.	190	(74,4)	42	(73,8)
30-39 J.	285	(76,5)	58	(69,0)
40-49 J.	513	(77,2)	138	(79,7)
50-59 J.	412	(73,1)	167	(76,6)
>60 J.	103	(70,3)	23	(82,6)

Teilnehmer mit grenzwertig erhöhtem Blutdruck unterschieden sich bezüglich ihrer
Beteiligung nicht von solchen mit hypertonen Werten (74 vs. 77%).

Vergleich der Blutdruckwerte zwischen erstem Untersuchungstermin und Nachmesstermin

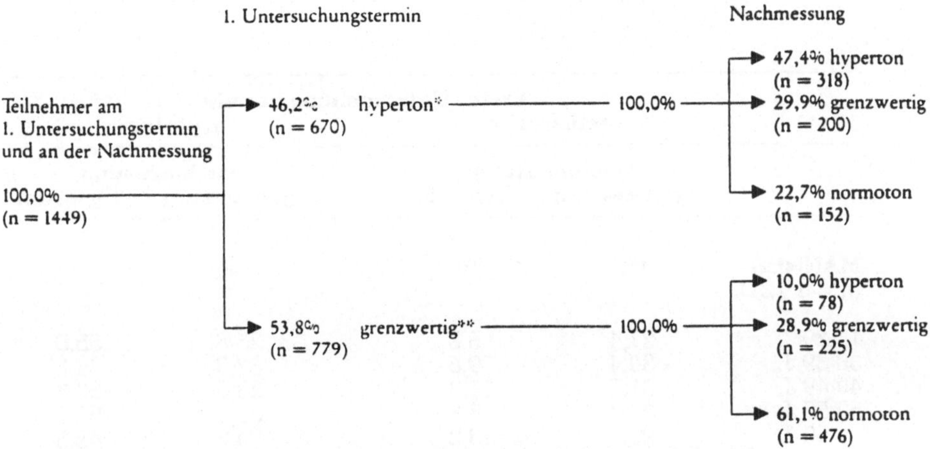

*) SBD $\geq$ 160 mmHg (bzw. $\geq$ 150 mmHg für unter 35jährige) und/oder DBD $\geq$ 95 mmHg
**) SBD 140–159 mmHg und/oder DBD 90–94 mmHg

Abb.11: *Vergleich der Blutdruckhöhe bei Erstmess- und Nachmesstermin.*
Teilnehmer am Nachmesstermin der MBP-Erstscreenings

Bei allen zur Nachmessung erschienenen Personen mit grenzwertig erhöhtem Blutdruck bei der ersten Untersuchung wurde nun in 61% ein normotoner Wert gemessen; bei Personen mit hypertonen Blutdruckwerten anläßlich des ersten Untersuchungstermines betrug dieser Anteil 23%.

In einem weiteren Schritt wurden der Einfluß von Alter und Geschlecht auf diese Gesamtveränderungen analysiert.

Tab.19: Vergleich der Blutdruckkategorien beim Erstmesstermin mit der Nachmessung, nach Alter und Geschlecht;
Teilnehmer an der Nachmessung der MBP-Erstscreenings

	Erster Untersuchungstermin			
	grenzwertig		hyperton	
	Nachmessung		Nachmessung	
	grenzwertig	hyperton	grenzwertig	hyperton
MÄNNER (n = 1 121)	(%)	(%)	(%)	(%)
15-29 J.	27,4	6,8	25,8	35,5
30-39 J.	30,4	9,6	37,9	34,0
40-49 J.	31,7	11,3	28,6	50,3
50-59 J.	34,3	8,8	31,1	53,7
>60 J.	23,7	13,2	24,2	48,5
FRAUEN (n = 328)				
15-29 J.	17,4	0,0	(25,0)	(50,0)
30-39 J.	7,4	7,4	(30,8)	(53,8)
40-49 J.	24,6	4,9	24,5	55,1
50-59 J.	28,4	18,9	27,8	50,0
>60 J.	20,0	10,0	33,3	44,4

( ) = n < 20

Der Prozentsatz, bei dem sich auch bei der Nachmessung grenzwertige oder hypertone Werte bestätigen ließen, stieg bis zum 60. Lebensjahr an. Er war im allgemeinen bei Männern höher als bei Frauen. Zu berücksichtigen ist hierbei allerdings, daß einige der Klassen nur mit sehr kleinen Fallzahlen besetzt sind, so daß die relativ geringe Zuverlässigkeit der Prozentangaben es verbietet, verallgemeinernde Rückschlüsse im Sinne einer 'Bestätigungsquote' von Gelegenheitsblutdruckmessungen zu ziehen. Immerhin ist jedoch die Schlußfolgerung möglich, daß ein zweistufiges Screening zur Reduzierung des Anteiles 'falsch-positiv' zugeordneter Teilnehmer bei Früherkennungsaktionen auf Hypertonie unbedingt erfolgen sollte.

Eine andere Sichtweise des Zusammenhanges ergibt sich aus der folgenden Abbildung 12, in der verschiedene Kategorien des diastolischen Blutdruckes, die bei der Nachmessung ermittelt wurden, in Abhängigkeit von den Werten des Ersttermines aufgelistet sind.

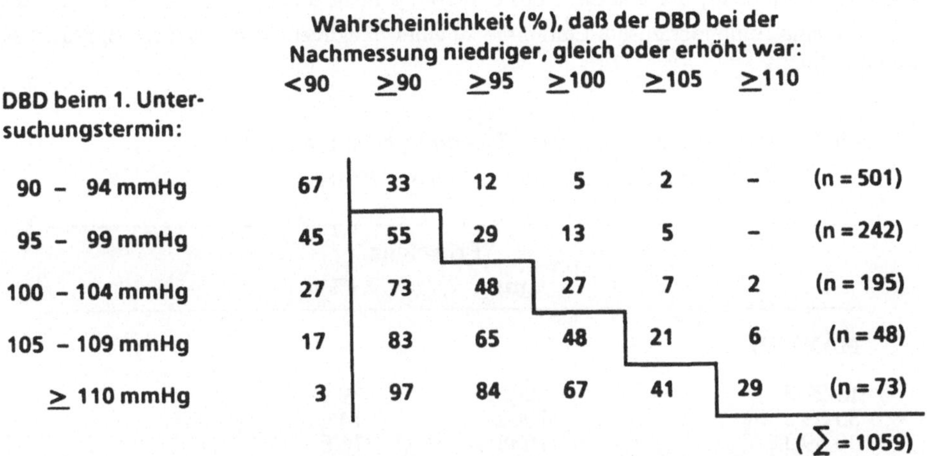

Abb.12: Voraussagewahrscheinlichkeiten diastolisch erhöhter Blutdruckwerte (in %), Erstmeß- und Nachmeßtermin der MBP-Erstscreenings 1983/84

Es wird deutlich, daß ein diastolischer Blutdruckwert im grenzwertig erhöhten oder hypertonen Bereich um so häufiger bei der Nachmessung gefunden wurde je höher der Blutdruck beim Erstmeßtermin gewesen war. Diastolische Werte unter 100 mm Hg hatten nur eine Voraussagewahrscheinlichkeit von 55% oder weniger.

Bekanntheits- und Behandlungsgrad der Hypertonie unter den Screenings-Teilnehmern

Screenings-Teilnehmer, die auf die Frage 'Wurde bei Ihnen schon einmal erhöhter Blutdruck festgestellt?' mit 'Ja' antworteten und hypertone Blutdruckwerte aufwiesen, wurden als 'Bekannte Hypertoniker' klassifiziert. Lautete die Antwort 'Nein' galten sie als 'Unbekannte Hypertoniker'. Personen, die angaben, gegenwärtig mit Medikamenten gegen einen erhöhten Blutdruck behandelt zu werden und die diese Medikamente auch während der Woche vor der Untersuchung eingenommen hatten, wurden als 'Behandelte Hypertoniker' klassifiziert. Lag ihr Blutdruck mit dieser Behandlung systolisch unter 160 mm Hg (bzw. 150 mm Hg bei unter 35-jährigen) und diastolisch unter 95 mm Hg, so galten sie als 'Behandelte, kontrollierte Hypertoniker'.

Prävalenz der 'wirklichen' Hypertonie beim Erstmeßtermin

Addiert man die behandelten, kontrollierten Hypertoniker zu den Probanden mit hypertonen Blutdruckwerten (letztere unabhängig vom Bekanntheits- und Behandlungsgrad), so erhält man die Gruppe der 'wirklichen' Hypertoniker. Sie umfaßt also auch solche Hypertoniker, die anläßlich des Screenings nicht durch hypertone Werte auffielen, weil eine Antihypertensiva-Einnahme zu einer effektiven Senkung ihres Blutdruckes geführt hatte.

Tab.20:   Prävalenz der wirklichen Hypertonie beim Erstmeßtermin, Teilnehmer der MBP-Erstscreenings 1983/84

	Prävalenz	
	(n)	(%)
MÄNNER		
15-29 J.	942	9,9
30-39 J.	1003	14,0
40-49 J.	1538	16,5
50-59 J.	943	29,7
>60 J.	181	31,5
Gesamt	4607	17,9
FRAUEN		
15-29 J.	863	1,5
30-39 J.	554	4,2
40-49 J.	732	11,7
50-59 J.	487	25,3
>60 J.	64	26,6
Gesamt	2700	9,7

Ein Vergleich mit der Tabelle 3.8 macht deutlich, daß in den höheren Altersklassen der Anteil der 'behandelten, kontrollierten' Hypertoniker deutlich zunimmt. Diese Zunahme ist unter weiblichen Hypertonikern noch stärker als unter männlichen.

Bekanntheits-und Behandlungsgrad der Hypertonie beim Erstmeßtermin

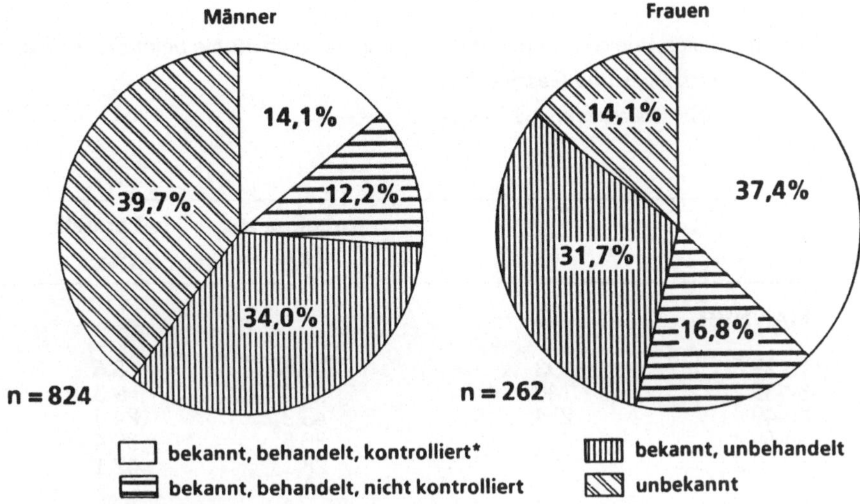

Abb.13: *Bekanntheits- und Behandlungsgrad der Hypertonie bei Männern und Frauen aller Altersstufen,*
Erstmeßtermin der MBP-Erstscreenings 1983/84

Die alle Altersgruppen zusammenfassende Darstellung belegt einen insgesamt höheren Grad der Bekanntheit und Behandlung der Hypertonie unter den weiblichen Hypertonikern.

Eine Aufgliederung nach dem Alter weist diesen Unterschied in jeder einzelnen Untergruppe aus.

Tab.21: Bekanntheits- und Behandlungsgrad der Hypertonie beim Erstmeßtermin, nach Alter und Geschlecht.
MBP-Erstscreening 1983/84

	n	unbekannt (%)	behandelt (%)
MÄNNER			
15-29 J.	93	49,5	8,6
30-39 J.	140	50,0	9,3
40-49 J.	254	43,3	24,4
50-59 J.	280	30,5	39,4
>60 J.	57	28,1	42,1
Gesamt	824	39,7	26,3
FRAUEN			
15-29 J.	13	30,8	38,5
30-39 J.	23	30,4	30,4
40-49 J.	86	16,3	47,7
50-59 J.	123	7,3	63,4
>60 J.	17	17,6	64,7
Gesamt	262	14,1	54,2

Therapie-Abbrecher

Von den Probanden, die angeben, daß bei ihnen früher schon einmal ein hoher Blutdruck festgestellt worden war und daß sie früher auch schon einmal eine antihypertensive Therapie erhalten hatten, waren zum Zeitpunkt des Screenings 493 ohne Behandlung (308 Männer, 185 Frauen). Diese Teilnehmer hatten also zu irgendeinem Zeitpunkt
die Behandlung wieder abgebrochen. Es war unklar, ob dies aus eigenem Entschluß
oder auf ärztlichen Rat hin geschehen war.

Tab.22: Höhe des Blutdruckes unter Therapie-Abbrechern,
MBP-Erstscreening 1983/84

Alter	(n)	Normoton (%)	Grenzwertig (%)	Hyperton (%)
MÄNNER				
15-29 J.	39	59	15	26
30-39 J.	73	48	31	21
40-49 J.	96	38	31	31
50-59 J.	85	32	22	46
>60 J.	15	(13)	(40)	(47)
Gesamt	308	40	27	33
FRAUEN				
15-29 J.	25	72	16	12
30-39 J.	36	75	11	14
40-49 J.	51	51	24	26
50-59 J.	66	38	32	30
>60 J.	7	(57)	(29)	(14)
Gesamt	185	54	23	23

Zunächst einmal überrascht der hohe Prozentsatz von Therapieabbrechern an der
Gesamtheit der Untersuchten: bei Männern und Frauen jeweils 7%. Immerhin lagen
40% der Männer und 54% der Frauen ohne Therapie nun im normotonen Wertebe-
reich, andererseits wiesen in Abhängigkeit vom Geschlecht ein Drittel bis ein Viertel
dieser Therapieabbrecher weiterhin hypertone Werte auf.
Gründe für den Therapieabbruch wurden in unserem knappen Fragebogen nicht detail-
liert erforscht, so daß weitergehende Angaben zu diesem Themenkomplex fehlten.

Festzuhalten bleibt aber, daß etwa die Hälfte dieser 'Hypertoniker' nun ohne Medikamente normoton war.

Ob und in welchem Ausmaße hier falsche Angaben der Probanden, unkorrekte Diagnosen und nicht-indizierte Therapie, Reversibilität einer Hypertonie oder aber Änderungen der Lebensführung mit Reduktion der Blutdruck steigernden Faktoren eine Rolle spielten, kann anhand der vorhandenen Daten nicht beantwortet werden.

Der Ertrag der Screenings

Während bisher die Häufigkeiten der kardiovaskulären Risikofaktoren in den verschiedenen Untergruppen (Geschlecht, Alter und Ausbildungsjahre) dargestellt wurden, soll die Aufmerksamkeit in diesem Abschnitt dem sog. 'Screeningsertrag' gelten.

Für den hier vorliegenden Fall einer Früherkennungsaktion auf Hypertonie soll dieser Ertrag definiert sein als der Anteil von 'Problemfällen' unter allen anläßlich des Screenings herausgefilterten Probanden mit hypertonen Blutdruckwerten.

Als 'Problemfälle' im engeren Sinne gelten dabei Personen unter 50 Jahren, weil bei ihnen - basierend auf den Ergebnissen epidemiologischer Untersuchungen - ein niedriger Bekanntheits- und Behandlungsgrad zu erwarten ist und sie ein relativ hohes individuelles Risiko tragen. Dieses gilt insbesondere für Männer (46).

Für die folgenden Betrachtungen haben wir die im MBP geltenden Grenzwerte für Hypertonie zugrunde gelegt: Systolischer Blutdruck > 160 mm Hg (bzw. > 150 mm Hg für unter 35jährige) und/oder diastolischer Blutdruck > 95 mm Hg. Der Anteil der 'Problemfälle' an Probanden mit grenzwertig erhöhten Blutdruckwerten (systolisch 140 - 159 mm Hg und/oder diastolisch 90 - 94 mm Hg) wird ebenfalls kurz dargestellt. Da Diagnosestellung und Behandlung bei dieser Gruppe z.Zt. in der Bundesrepublik Deutschland jedoch nicht allgemein akzeptierter Standard sind (39,77), wird auf eine weitergehende Analyse des Bekanntheits- und Behandlungsgrades dieser Probanden verzichtet.

Probanden mit hypertonen Blutdruckwerten

Von 7 310 Teilnehmern fanden sich beim ersten Untersuchungstermin 708 Männer und 164 Frauen mit hypertonen Blutdruckwerten. (116 Männer und 98 Frauen mit bekannter, behandelter und kontrollierter Hypertonie werden im Folgenden nicht mitberücksichtigt, da sie auf der Basis der Screening-Grenzwerte (s.oben) nicht als 'hyperton' im Screeningsverlauf auffällig wurden).

Tab.23: Teilnehmer mit hypertonen Blutdruckwerten beim Erstmeßtermin der MBP-Erstscreenings 1983/84

ALTER	MÄNNER n	FRAUEN n
15-49 J.	441	84
>50 J.	267	80

Der Anteil der Männer unter den Teilnehmern mit hypertonen Blutdruckwerten beim Erstmeßtermin betrug 81% (Tab.23). Der Anteil von Probanden, die jünger als 50 Jahre waren, betrug bei den Männern 62%, bei den Frauen 51%. In der Gesamtsicht waren somit 60% aller hypertonen Probanden jünger als 50 Jahre.

Tab.24: Bekanntheits- und Behandlungsgrad unter hypertonen Teilnehmern, nach Alter und Geschlecht; Erstmeßtermin der MBP-Erstscreenings 1983/84

ALTER Bek./Beh.Grad	MÄNNER n	FRAUEN n
15-49 J.	441	84
unbekannt	226	25
bekannt,unbehandelt	179	44
behandelt	36	15
>50 J.	267	79
unbekannt	101	12
bekannt,unbehandelt	101	38
behandelt	65	29

Behandelt waren insgesamt nur etwa 17% aller Teilnehmer, die beim Erstmeßtermin hypertone Werte aufgewiesen hatten. Dieser Prozentsatz betrug zwischen dem 15. und 49. Lebensjahr sogar nur 10% (Männer 8%, Frauen 18%). Der Anteil bisher unbekannter hypertoner Blutdruckwerte war unter Männern mit 51% zwischen dem 15. und 49. Lebensjahr und 38% nach dem 50. Lebensjahr erheblich höher als unter Frauen mit 30 bzw. 15% (Tab.24).

Anläßlich der Nachmessung wurden hypertone Blutdruckwerte bei 249 Männern und 69 Frauen (aus 537 bzw. 133 Nachmessungsteilnehmern) bestätigt. Damit betrug der Anteil männlicher Hypertoniker auch nach dem Ausschluß falsch-postiver Probanden immer noch 78%. Jünger als 50 Jahre waren 58% der männlichen und 55% der weiblichen bestätigten Hypertoniker. Auch nach dem Zwei-Stufen- Screening blieb der Anteil behandelter Hypertoniker mit 14 % bei den Männern und 25 % bei den Frauen sehr niedrig.

Obwohl sich also nach der Nachmessung die Absolutzahl der herausgefilterten Fälle mit Hypertonie fast halbierte, blieben die Struktureigenarten bezüglich der Geschlechts-, Alters- und Behandlungsanteile voll erhalten.

Es bestätigte sich somit die Erwartung, daß Früherkennungsaktionen in Betrieben besonders geeignet sind, die Problemgruppe 'jüngerer, männlicher Hypertoniker mit geringem Bekanntheits- und Behandlungsgrad' zu erreichen.

Probanden mit grenzwertig erhöhtem Blutdruck

Unter den 7 310 Teilnehmern am Erstmeßtermin befanden sich 746 Männer und 225 Frauen, die grenzwertig erhöhte Blutdruckwerte aufwiesen (47 Männer und 39 Frauen lagen unter antihypertensiver Behandlung ebenfalls in diesem Bereich, werden hier jedoch nicht mitberücksichtigt). Unter ihnen betrug der Anteil männlicher Probanden 77%. Jünger als 50 Jahre waren 71% der Männer und 65% der Frauen.

An der Nachmessung nahmen 553 Männer und 170 Frauen teil. Bei 275 von ihnen wurden erneut grenzwertige oder hypertone Werte gefunden. Nur jede fünfte dieser Probanden war eine Frau. Unter den Frauen waren nun noch 47%, unter den Männern 71% jünger als 50 Jahre.

Auch im Grenzwertbereich bestätigte sich also, daß Screenings in Betriebspopulationen vorzugsweise jüngere, männliche Probanden herausfiltern.

Teilnahme am Erinnerungsverfahren (EV)

Aufnahme in das Erinnerungsverfahren

Die weitere Betreuung der bei den betrieblichen Früherkennungsaktionen durch erhöhte Blutdruckwerte aufgefallenen Teilnehmer erfolgte durch ein rechnergestütztes Erinnerungsverfahren (EV, s. Kapitel 5). Die Kontaktaufnahme mit den EV-Teilnehmern wurde ausschließlich auf schriftlichem Wege gesucht. Desgleichen kam eine Rückantwort nur in Form einer portofreien Postkarte an das MBP zurück.

Es gab prinzipiell drei Möglichkeiten - das schriftliche Einverständnis vorausgesetzt - in das EV aufgenommen zu werden:

1. *Blutdruckwerte beim ersten Untersuchungstermin und bei der Nachmessung*
   $\geq$ *140 mm Hg systolisch und/oder* $\geq$ *90 mm Hg diastolisch:*
   Dem Probanden wurde die Rückantwortkarte während des Screenings ausgehändigt. Er wurde vom Untersucher gebeten, diese Karte bei seinem Hausarzt ausfüllen zu lassen und danach an das MBP zurückzuschicken.

2. *Blutdruckwerte beim ersten Untersuchungstermin* $\geq$ *140 mm Hg und/oder*
   $\geq$ *90 mm Hg diastolisch; Proband erscheint nicht zur Nachmessung:*
   Dem Probanden wird mit der Post ein Brief zugestellt, in dem auf seinen erhöhten Blutdruck anläßlich der Früherkennungsaktion Bezug genommen wird. Das MBP bittet ihn, seinen Blutdruck beim Hausarzt kontrollieren zu lassen. Dazu möge er die beigefügte, bereits freigemachte Rückantwortkarte vom Arzt ausfüllen lassen und an das MBP zurücksenden.

3. *Blutdruckwerte beim ersten Untersuchungstermin oder bei der Nachmesung unter*
   140 mm Hg systolisch und unter 90 mm Hg diastolisch bei gleichzeitiger Einnahme
   von Antihypertensiva:
   Dem Probanden wird mit der Post ein Brief zugeschickt, in dem auf seine gut eingestellte Hypertonie Bezug genommen wird. Auch hier erfolgt die Bitte, die ausgefüllte Rückantwortkarte an das MBP zurückzusenden.

Unterschiede zwischen wie innerhalb dieser drei Gruppen ergaben sich hinsichtlich der Häufigkeit der Kontaktaufnahme in Abhängigkeit von der Höhe des Blutdruckes und dem Behandlungsstatus.

Tab.25:   Anzahl der EV-Teilnehmer, nach Aufnahmekriterien.
MBP-Erstscreenings 1983/84

Kriterium			Teilnehmer
–Teilnehmer, die sich zu einer zweiten Blutdruckmessung einfanden (vollständiges 2-stufiges Screening)	- hyperton	bei Nachmessung	396
	- grenzwertig	bei Nachmessung	425
–Teilnehmer, die sich nicht zu einer zweiten Blutdruckmessung einfanden (nur 1-stufiges Screening)	- hyperton	bei Erstmessung	202
	- grenzwertig	bei Erstmessung	280
–Teilnehmer mit normotonen Blutdruckwerten ($<$140/90 mmHg) bei Erst- oder Nachmessung und medikamentöser Behandlung			179
Gesamtteilnehmer am Erinnerungsverfahren			**1482**

Von den 7 310 Screenings-Teilnehmern wurden 1 482 (=20,3%) in das Erinnerungs-verfahren aufgenommen.

Tab.26: EV-Teilnehmer, nach Geschlecht und Alter.
MBP-Erstscreenings 1983/84

	MÄNNER		**FRAUEN**	
	n	**%**	**n**	**%**
15-29 J.	124	11,0	24	6,9
30-39 J.	195	17,2	39	11,2
40-49 J.	378	33,4	110	31,5
50-59 J.	357	31,5	158	45,3
>60 J.	79	6,9	18	5,2
Gesamt	1133	100,0	349	100,0

Der Anteil der Männer an der EV-Teilnehmerzahl betrug 76,4%; unter ihnen waren 697 (=61,6%) jünger als 50 Jahre. Von den 349 Frauen waren dagegen gerade 50% jünger als 50 Jahre.

Etwa ein Drittel der EV-Teilnehmer war nicht zur Nachmessung erschienen, d.h. bei dieser Gruppe mit vielen 'Falsch-Positiven' waren zu einem hohen Prozentsatz beim Hausarzt normotone Werte zu erwarten. Darüber hinaus war nicht klar, ob Teilnehmer mit grenzwertig erhöhtem Blutdruck vom Hausarzt in eine längerfristige Betreuung übernommen oder als 'normoton' eingestuft würden. Eine Klassifikation als 'normoton' hätte aber zur Folge haben können, daß Rückantwortkarten - aus Verärgerung oder Desinteresse - nicht an das MBP zurückgesandt wurden. Das MBP erfuhr auch, daß in einigen Fällen Hausärzte nicht bereit gewesen waren, die Karten mit den gemessenen Werten zu versehen und an das MBP weiterzuleiten.

Diese einschränkenden Überlegungen müssen bei den nachfolgenden Betrachtungen berücksichtigt werden.

Rückantwortverhalten der EV-Teilnehmer

Bei 201 der 1 482 EV-Teilnehmer war aus verschiedenen Gründen keine Kontaktaufnahme möglich: Falsche Adressen, Fortzug, Tod oder Verweigerung waren die Ursachen. Von den verbliebenen 1 281 Personen sandten 802 (=62,6%) mindestens eine Rückantwortkarte an das MBP zurück. In diesen Fällen ist es sicher, daß ein Arztbesuch erfolgt war.

Tab.27: Prozentsatz eingegangener Rückantwortkarten, nach Aufnahmekriterium. Erreichbare EV-Teilnehmer (n=1281)

Aufnahmekriterien	Anteil mit mindestens einer Rückantwort
Mit Nachmessung:	
Hyperton:	72,7%
Grenzwertig:	56,5%
Mit Erstmessung (ohne Nachmessung):	
Hyperton:	60,1%
Grenzwertig:	53,0%
Normoton unter Antihypertensiva:	73,4%

Zwei Zusammenhänge werden aus Tabelle 27 deutlich. Probanden mit hypertonen Werten sandten die Karten häufiger zurück als solche mit grenzwertig erhöhtem Blutdruck; das gleiche galt für Probanden, die zur Nachmessung erschienen waren, im Vergleich zu jenen ohne Nachmessung. Überraschend war, daß unter den gut eingestellten Hypertonikern, von denen angenommen werden darf, daß sie in regelmäßiger ärztlicher Behandlung sind, etwa ein Viertel keine Rückantwort an das MBP sandte. Dies kann als Hinweis darauf gewertet werden, daß die Arztbesuchshäufigkeit nach dem Screening unter den MBP-Probanden durchaus höher lag als dies allein durch die eingegangenen Karten belegt werden kann.

Regelmäßige Rücksendungen von mehreren Karten, die durch die wiederholten Kontaktaufnahmen angestrebt wurden, erfolgten nur in unzureichendem Maße. Nur insgesamt 17% sandten noch eine zweite, knapp 12% eine dritte oder mehr Rückantworten an das MBP zurück.

Eine Längsschnittbetrachtung anhand der uns von den Probanden zurückgemeldeten, beim Hausarzt gemessenen Blutdruckwerte war daher leider nicht möglich.

Lediglich die Änderung des Behandlungsstatus vor und nach dem Hausarztkontakt konnte abgeschätzt werden. Dazu wurden bei den 802 Probanden, von denen eine Rückantwort vorlag, die Angaben aus dem Screeningsfragebogen und aus den Postkarten in einer Zwischenauswertung miteinander zu vergleichen.

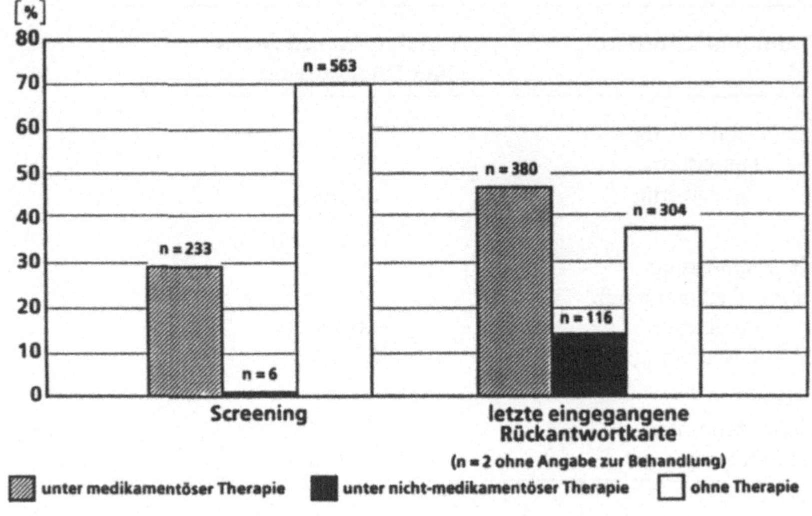

Abb.14: *Vergleich des Behandlungsgrades beim MBP-Erstscreening mit demjenigen auf der letzten eingegangenen Rückantwortkarte.*
EV-Teilnehmer mit mindestens einer Rückantwortkarte (n=802)

In der Gesamtsicht, also unter Zusammenfassung aller Blutdruck-Kategorien, zeigte sich, daß der Behandlungsstatus nach Aufsuchen des Hausarztes deutlich zugenommen hatte. Bemerkenswert war insbesondere der hohe Anteil nicht- medikamentöser Therapieversuche. Der Vergleich ist aber eher dazu geeignet, Therapie-Intentionen abzubilden als einen Eindruck von den effektiv und langfristig erzielten Behandlungserfolgen zu vermitteln.

C: WIEDERHOLUNGSUNTERSUCHUNGEN NACH 2 JAHREN

Durchführung

Im März 1985 wurde mit Wiederholungsscreenings begonnen. Als zeitlicher Mindestabstand für das Wiederholungsscreening wurden 2 Jahre vorgegeben. Vorbereitung und Durchführung orientierten sich an den Erfahrungen aus den Erstscreenings von 1983/84 (s. 'Handbuch für die Durchführung von Früherkennungsaktionen auf hohen Blutdruck in Betrieben', MBP, 1986). Da die Aktion als ein erneutes Screening sowohl ehemaligen Teilnehmern wie auch der übrigen Belegschaft angeboten werden sollte, fand der gleiche Fragebogen wie bei den Erstscreenings Verwendung. Dieses Vorgehen erlaubte nicht, neue Informationen und Daten über eingetretene Veränderungen, wie z.B. Arztkontakte, Behandlungen, etc. zu erhalten.

Wiederholungsscreenings, die sich - wie vom MBP vorgeschlagen - nur auf die ehemaligen Teilnehmer konzentrieren sollten, waren von einigen Betrieben abgelehnt worden. In den Ankündigungen wurden jedoch nachdrücklich ehemalige Teilnehmer, insbesondere mit erhöhten Blutdruckwerten, zu der Wiederholungsaktion eingeladen. Darüber hinaus erhielten die MBP-Untersucher eine Namensliste von Probanden, die zu einer Teilnahme besonders motiviert werden sollten. Es handelte sich bei diesen Probanden um alle EV-Teilnehmer, alle 'Falsch-Positiven' des Erstscreenings und eine Zufallsstichprobe von 33% aller Normotonen.

Fünfzehn der 18 Betriebe wurden erneut angesprochen und um die Mitarbeit bei einem Wiederholungsscreening gebeten. Ein Betrieb (Spaten-Brauerei) fand sich aus internen Gründen nicht zu einer neuen Teilnahme bereit. Hofpfisterei, CSU und Sozialreferat der Stadt München wurden aus organisatorischen Überlegungen oder wegen der geringen Fallzahlen nicht mehr vom MBP angesprochen.

Die folgenden Auswertungsergebnisse beziehen sich nur auf solche Probanden, die an *beiden* Früherkennungsaktionen 1983/84 und 1985/86 teilgenommen haben.

Erreichbarkeit und Teilnahme

Wiederholungsscreenings wurden in 14 Betrieben durchgeführt. Ein Vergleich von Stichproben aus den Erstscreening-Teilnehmern mit den Belegschaftslisten erbrachte, daß zwischen 10 und 20% der noch 1983/84 in den Betrieben beschäftigten Probanden nach 2 Jahren nicht mehr erreichbar waren. Ursachen waren Beendigung des Beschäftigungsverhältnisses, lange Krankheit und Tod. Eine eingehendere Analyse aller ehemaligen Teilnehmer bezüglich des Alters- und Geschlechtseinflusses auf die Erreichbarkeit nach 2 Jahren war aus Datenschutzgründen nicht möglich.

Insgesamt nahmen 2 140 Personen aus den 14 Betrieben an beiden Screenings teil.

Tab. 28:   *Teilnehmer am*
Erstscreening 1983/84 und Wiederholungs-Screening 1985/86,
in 14 Münchner Betrieben

	Männer n (%)		Frauen n (%)	
15 - 29J.	135	9,1	142	21,8
30 - 39J.	243	16,3	99	15,2
40 - 49J.	574	38,6	230	35,3
50 - 59J.	453	30,4	161	24,7
$\geq$ 60J.	83	5,6	20	3,1
Gesamt	1488	100,0	652	100,0

Der Anteil männlicher Teilnehmer betrug 69,5%, derjenige der weiblichen 30,5%. Unter den Männern waren 64% jünger als 50 Jahre und unter den Frauen 72%.

Die Teilnehmer wurden für die weiteren Auswertungen in Abhängigkeit von den Ergebnissen des Erstscreenings in drei Untergruppen aufgeteilt:

Gruppe 1:   Teilnehmer am Erinnerungsverfahren (EV) (mit und ohne Rückantwort).

Gruppe 2:   Teilnehmer mit erhöhten Blutdruckwerten beim Ersttermin und Normotonie bei der Nachmessung ('Falsch-Positive'), daher nicht im EV

Gruppe 3:   Teilnehmer mit normotonen Werten bei der Erstmessung, daher nicht im EV.

Acht Probanden mit unvollständigen Daten über die Behandlung der Hypertonie wurden ausgeschlossen, so daß 2 132 Teilnehmer für die weiteren Auswertungen verblieben. Die Beteiligungsraten in den drei Gruppen ergaben sich auf der Grundlage der erwarteten Fälle aus dem Erstscreening als:

Gruppe 1:   Erwartet   n :   1309
            Untersucht   n :   744   = 56,8%
Gruppe 2:   Erwartet   n :   506
            Untersucht   n :   339   = 67,0%

Für die Gruppe 3 wurde als Erwartungswert die der Namensliste der Untersucher (s.oben) zugrunde liegende zufällige Stichprobe von 33% der normoten Probanden herangezogen:

Gruppe 3: Erwartet   n : 1485
           Untersucht   n : 1049   = 70,6%

Die höchste Beteiligung am Wiederholungsscreening fand sich unter den normotonen Teilnehmern der Erstscreenings von 1983/84, die geringste unter den Teilnehmern des Erinnerungsverfahrens.

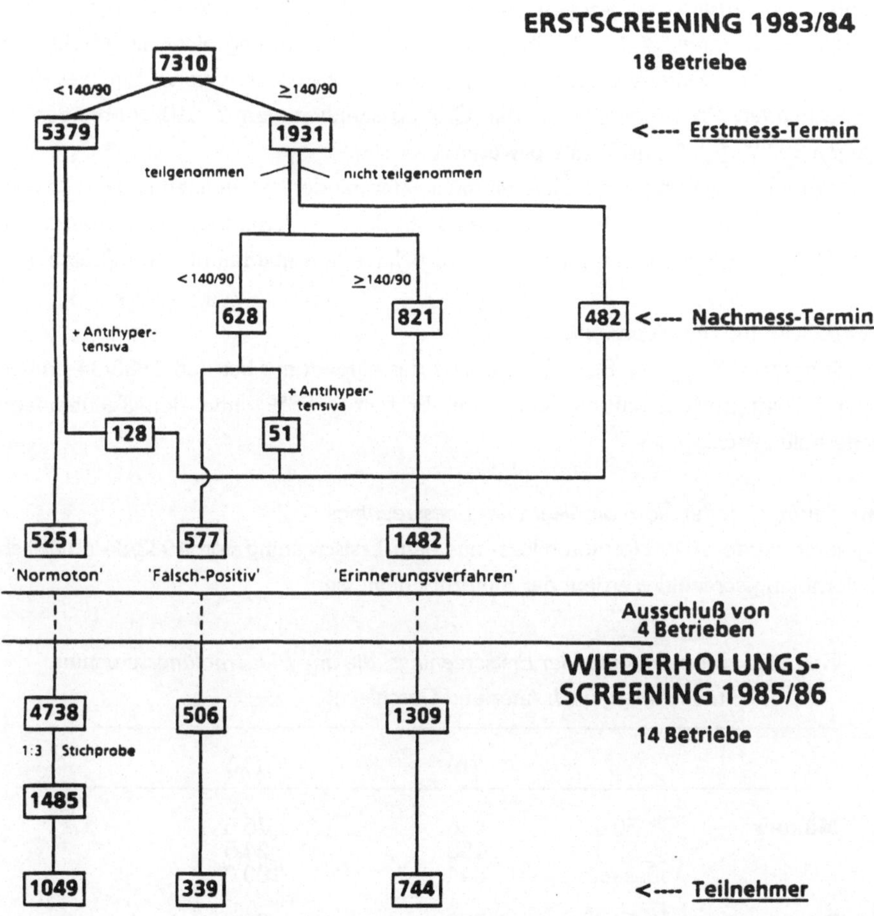

Abb.15:   Übersichtsdiagramm über sämtliche Teilnehmer an den Screenings des MBP

Veränderungen im Hypertoniestatus:

Vergleich zwischen dem Erstscreening 1983/84 und dem Wiederholungsscreening 1985/86.

Durch den oben beschriebenen selektiven Einladungsmodus, der bei den Wiederholungsscreenings zur Anwendung kam, ergaben sich Verschiebungen in der Zusammensetzung der Teilnehmer. Dies hat zur Folge, daß die Gesamtheit der Probanden, die an den Wiederholungssreenings teilnahm, nicht mehr als repräsentativ für die ursprünglichen 7 310 Teilnehmer angesehen werden darf. Von den 2 132 Probanden, die in die Auswertung einbezogen wurden, waren 744 (=34,9%) Teilnehmer am Erinnerungsverfahren, 339 (=15,9%) hatten beim Erstscreening nicht als erhöht bestätigt werden können ('Falsch-Positive') und 1 049 (=49,2%) waren normoton gewesen. Die entsprechenden Prozentanteile an der Grundgesamtheit von 7 310 Probanden waren dagegen 20,3%, 7,9% und 71,8% gewesen.

Die Überrepräsentierung von Fällen mit mehr oder minder beständigen Hinweisen auf eine hypertone Blutdruckregulation war intendiert, da die Veränderungen insbesondere in dieser Personengruppe von Interesse sind, respektive dort überhaupt nur auftreten können.

Bekanntheitsgrad der Hypertonie

Erwartungsgemäß lag der Bekanntheitsgrad der Hypertonie bei den 1983/84 entdeckten Hypertonikern nach 2 Jahren sehr hoch. Er betrug 98% unter den Teilnehmern der Wiederholungsscreenings.

Veränderungen unter Normotonikern der Erstscreenings

Insgesamt wurde 1049 Normotonikern aus dem Erstscreening von 1983/84 anläßlich der Wiederholungsscreenings erneut der Blutdruck gemessen.

Tab. 29:   *Normotoniker der Erstscreenings, die am Wiederholungsscreening teilnahmen, nach Alter und Geschlecht*

		(n)	(%)
Männer	< 50 J.	486	75,5
	≥ 50 J.	158	24,5
	Gesamt	644	100,0
Frauen	< 50 J.	332	82,0
	≥ 50 J.	73	18,0
	Gesamt	405	100,0

Es handelte sich zu einem sehr hohen Prozentsatz um jüngere Probanden (Tab. 30).

Unter den Männern dieser Gruppe fand sich nach 2 Jahren in 14,1% (n=91) ein grenzwertig erhöhter Blutdruck und in 7,0% (n=45) ein hoher Blutdruck. Die entsprechenden Anteile unter den Frauen lagen bei 4,0% (n=16) und 2,2% (n=9) (Abb.16).

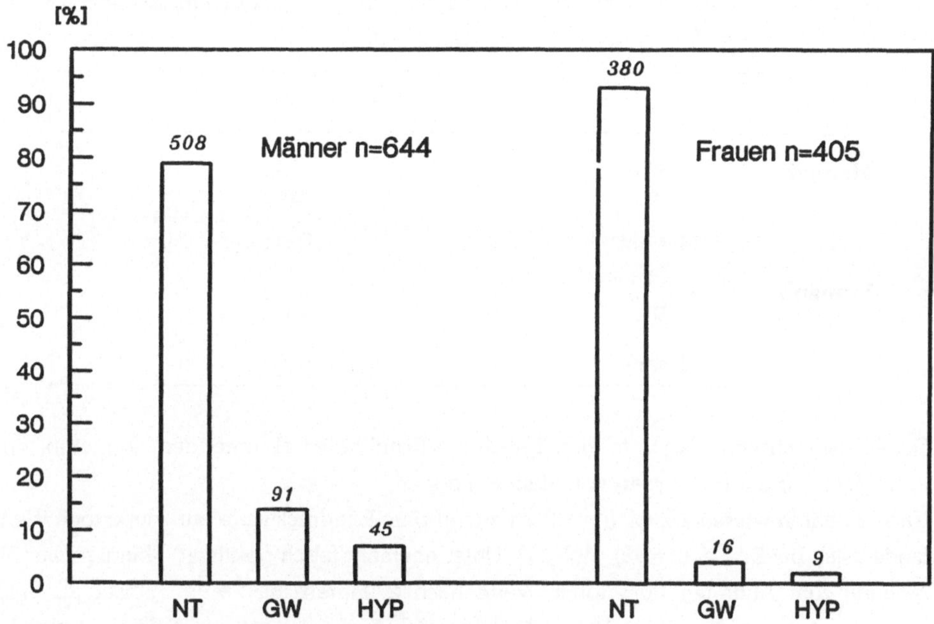

Abb.16:   Wiederholungsscreening 1985/86
Hypertoniestatus unter Teilnehmern, die beim Erstscreening normoton gewesen waren, nach Geschlecht

Männliche und weibliche Teilnehmer unter 50 Jahren zeigten eine geringere Tendenz zur Entwicklung erhöhter Blutdruckwerte als jene über 50 Jahre. So entwickelten 18,7% der jüngeren Männer und 4,8% der jüngeren Frauen erhöhte Blutdruckwerte, während dieser Prozentsatz bei über 50jährigen Männern 28,5% und 12,3% bei den Frauen betrug.

Veränderungen unter den 'Falsch-Positiven' der Erstscreenings

Bei 339 'Falsch-Positiven' (d.h. beim Erstmesstermin der Erstscreenings 1983/84 Blutdruck $\geq$ 140/90 mm Hg, bei der Nachmessung < 140/90 mm Hg) wurde nach 2 Jahren erneut der Blutdruck gemessen.

Tab. 30: *'Falsch-Positive' der Erstscreenings, die am Wiederholungsscreening teilnahmen, nach Alter und Geschlecht.*

		(n)	**(%)**
Männer	< 50 J.	155	60,1
	$\geq$ 50 J.	103	39,9
	Gesamt	258	100,0
Frauen	< 50 J.	55	67,9
	$\geq$ 50 J.	26	30,1
	Gesamt	81	100,0

Der Altersdurchschnitt lag unter den 'Falsch-Positiven' höher als unter den Normotonikern, außerdem war der Prozentsatz von Männern höher.

Nach 2 Jahren wiesen 28,9% (n=98) erneut erhöhte Blutdruckwerte auf. Hypertone Werte fanden sich bei 27,1% (n=92) (Abb.17). Unter ehemals 'falsch-positiven' Männern war die Neigung zum Auftreten hypertoner Werte nach 2 Jahren mit 29,9% größer als unter Frauen, bei denen dies nur in 18,2% der Fälle zu finden war. Hypertone Werte wurden bei unter 50jährigen in 23,3%, bei über 50jährigen in 32,6% gefunden.

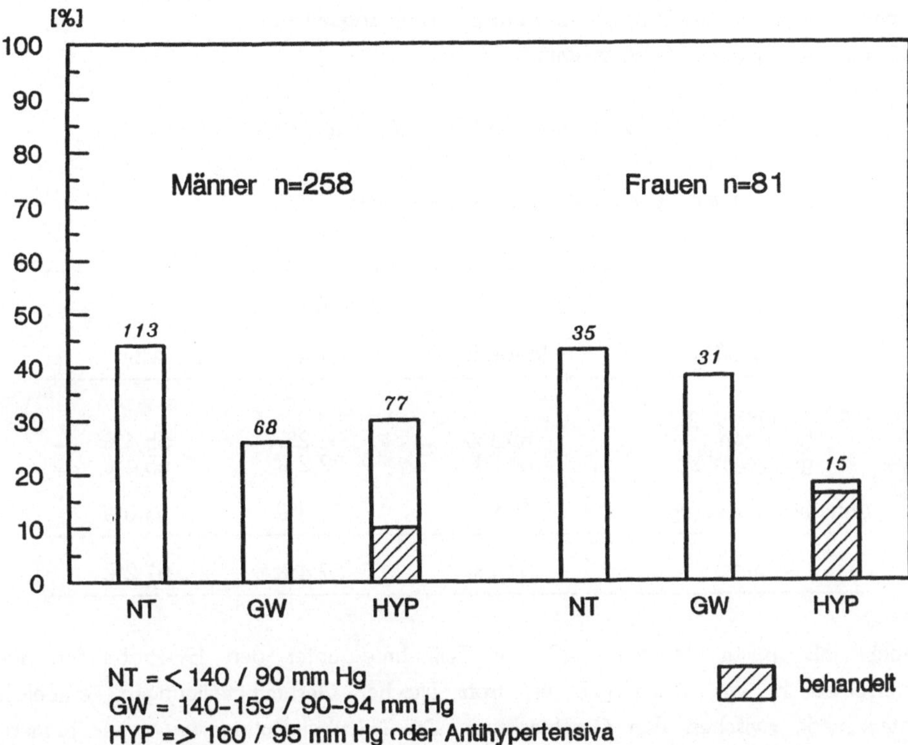

Abb.17:   Wiederholungsscreening 1985/86:

Hypertoniestatus unter Teilnehmern, deren erhöhter Blutdruckwert bei der

Nachmessung der Erstscreenings nicht bestätigt worden war

('Falsch-Positive'), nach Geschlecht

Veränderungen unter Teilnehmern am Erinnnerungsverfahren

Teilnahme am Wiederholungsscreening

Tab. 31:   Beteiligungsrate der 1309 EV-Teilnehmer aus 14 Betrieben am
Wiederholungsscreening 1985/86,
nach Hypertoniestatus und Geschlecht

	Beteiligung		
Status 1983/84	**Männer**	**Frauen**	**Alle**
mit Nachmessung			
hyperton	55,1%	56,2%	55,4%
grenzwertig	64,3%	72,2%	65,4%
ohne Nachmessung	52,9%	53,3%	53,0%
Gesamt	57,1%	57,4%	57,2%

Tabelle 32 macht deutlich, daß die Teilnahme unter den EV-Probanden sehr unterschiedlich war. Auch gab es, trotz gleicher Gesamtbeteiligungen, erhebliche Unterschiede zwischen den Geschlechtern. Die Nichtbeteiligung war unter jüngeren Probanden eher geringer (41%) als unter älteren (46%), doch war der Unterschied nicht signifikant.

Tab. 32:   Anzahl EV-Teilnehmer, die anläßlich der Wiederholungsscreenings
erneut untersucht werden konnten,
nach Hypertoniestatus und Geschlecht

	Beteiligung		
Status 1983/84	**Männer**	**Frauen**	**Alle**
mit Nachmessung			
hyperton	303	114	417
grenzwertig	195	26	161
ohne Nachmessung	142	24	166
Gesamt	580	164	744

Veränderungen unter EV-Teilnehmern ohne Nachmessung beim Erstscreening

Im Jahre 1985/86 konnten 166 Probanden erneut untersucht werden, die beim Erstmesstermin des Erstscreenings erhöhte Werte ($\geq$ 140/90 mm Hg) aufgewiesen hatten, dann aber nicht zur Nachmessung erschienen waren. Diese Probanden waren über das Erinnerungsverfahren in regelmäßigen Abständen angeschrieben worden.

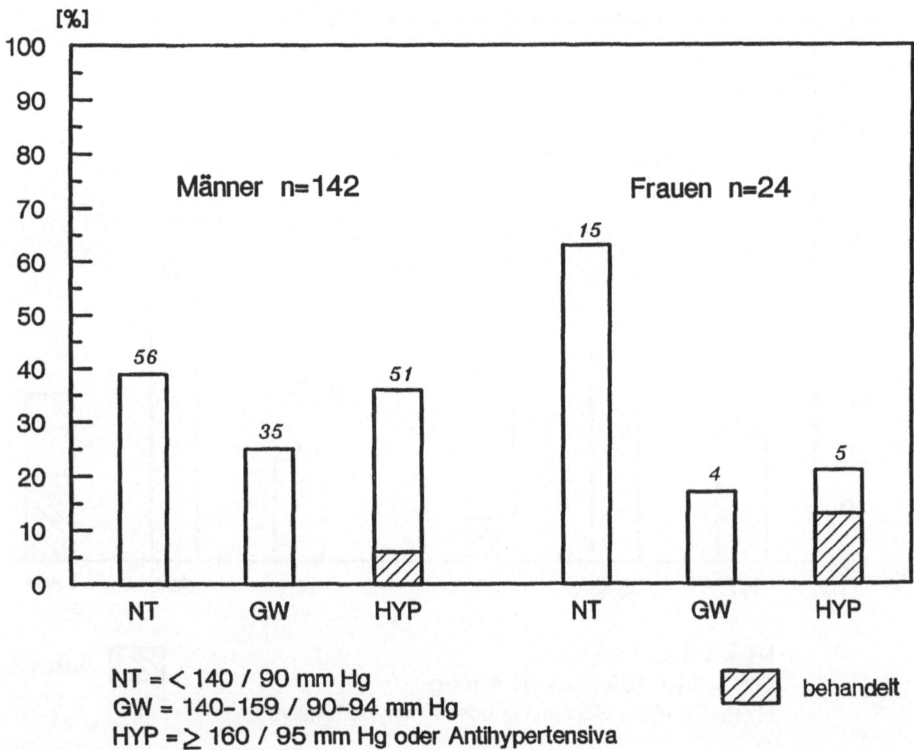

Abb.18:   *Wiederholungsscreening 1985/86:*

Hypertoniestatus unter EV-Teilnehmern, die trotz erhöhter Werte beim Erstmesstermin des Erstscreenings nicht zur Nachmessung erschienen waren, nach Geschlecht

Weit mehr als die Hälfte der Männer dieser Gruppe wies auch noch nach 2 Jahren weiterhin erhöhte Werte auf: 25% (n=35) waren grenzwertig, 36% (n=51) waren hyperton. Die Anteile lagen bei Frauen wesentlich niedriger (17% und 21%), doch ist hier die geringe Gesamtzahl (n=24) mit zu berücksichtigen (Abb.18). Je älter die Probanden waren, um so eher wiesen sie bei den Wiederholungsscreenings erhöhte Werte auf.

Veränderungen unter EV-Teilnehmern mit grenzwertig erhöhtem Blutdruck beim Erstscreening

Von den Teilnehmern, die beim Erst- und Nachmesstermin der Erstscreenings grenzwertig erhöht gewesen waren, nahmen 161 Personen an den Wiederholungsscreenings teil.

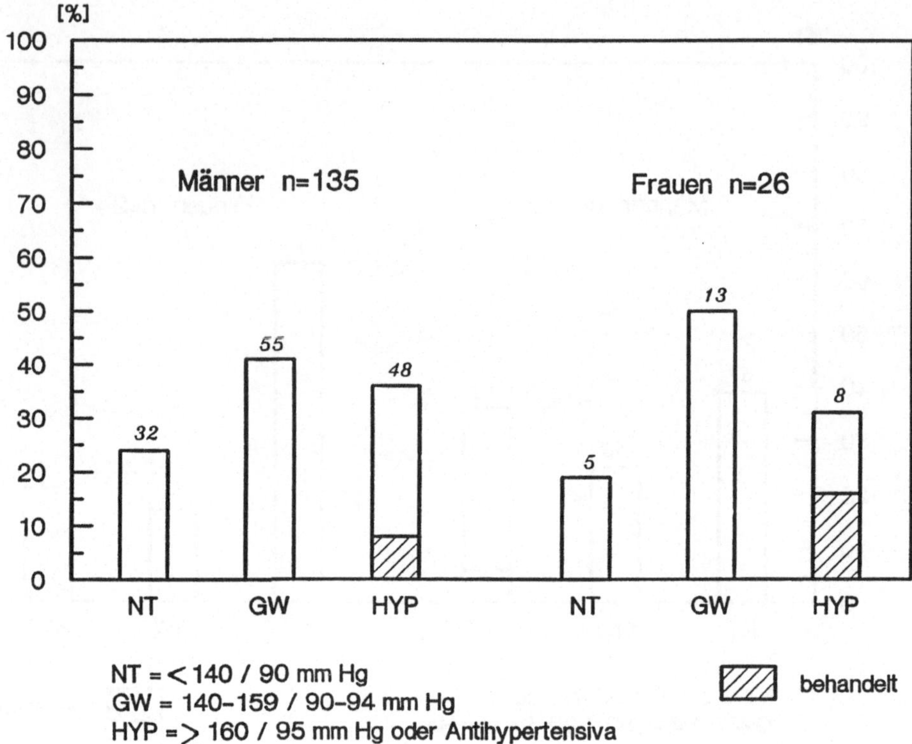

Abb.19:   *Wiederholungsscreening 1985/86:*
            Hypertoniestatus unter Teilnehmern, die beim Erstscreening durch
            Nachmessung bestätigte grenzwertig erhöhte Blutdruckwerte aufwiesen,
            nach Geschlecht

Bei einem Großteil dieser EV-Teilnehmer bestätigte sich auch nach 2 Jahren der grenzwertig erhöhte Blutdruck. Etwa ein Drittel wies nun jedoch schon hypertone Werte auf. Bemerkenswert ist weiterhin, daß 24% der Männer und 19% der Frauen ohne Behandlung wieder ein normotones Blutdruckniveau erreicht hatten.

Veränderungen unter EV-Teilnehmern, die beim Erstscreening hyperton gewesen waren

Es fanden sich 417 Teilnehmer, die beim Erstscreening eine Hypertonie aufgewiesen hatten. Diese Hypertonie war entweder schon bekannt oder behandelt gewesen und durch Werte $\geq$ 160/95 mm Hg beim Erstscreening bestätigt worden oder aber sie war beim Erstmesstermin wie bei der Nachmessung des Erstscreenings durch Werte $\geq$ 160/95 mm Hg erstmals entdeckt worden.

Unter diesen Teilnehmern waren 185 jünger und 232 älter als 50 Jahre, 303 waren Männer und 114 Frauen.

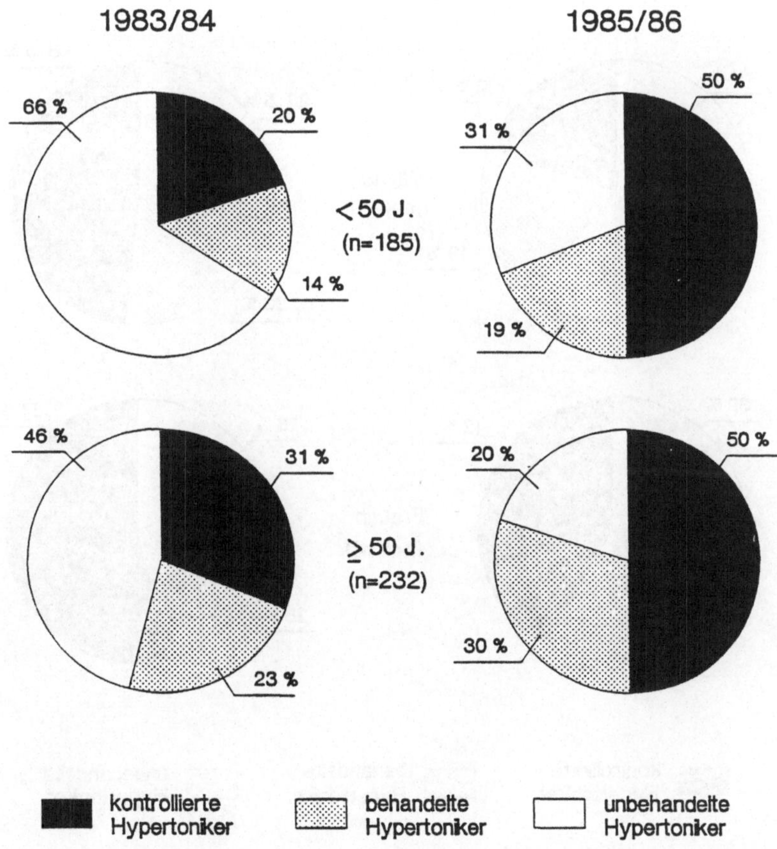

Abb.20:   Wiederholungsscreening 1985/86:

Hypertoniestatus unter Teilnehmern, die beim Erstscreening eine bestätigte Hypertonie aufgewiesen hatten, nach Alter

Die Abbildung 20 belegt, daß es nach 2 Jahren unabhängig vom Alter zu einer deutlichen Zunahme des Behandlungs- und Kontrollgrades der Hypertonie gekommen ist. Die Hälfte der Hypertoniker wies nun Blutdruckwerte unter 160/95 mm Hg auf. Der Prozentsatz behandelter Hypertoniker mit Blutdruckwerten über 160/95 mm Hg betrug bei unter 50jährigen 19%, bei über 50jährigen 30%. Nur 20% bzw. 31% waren trotz hypertoner Werte noch unbehandelt.

Die Verbesserungen im Behandlungs- und Kontrollgrad waren also nicht nur bei älteren sondern auch bei jüngeren Programmteilnehmer eingetreten.

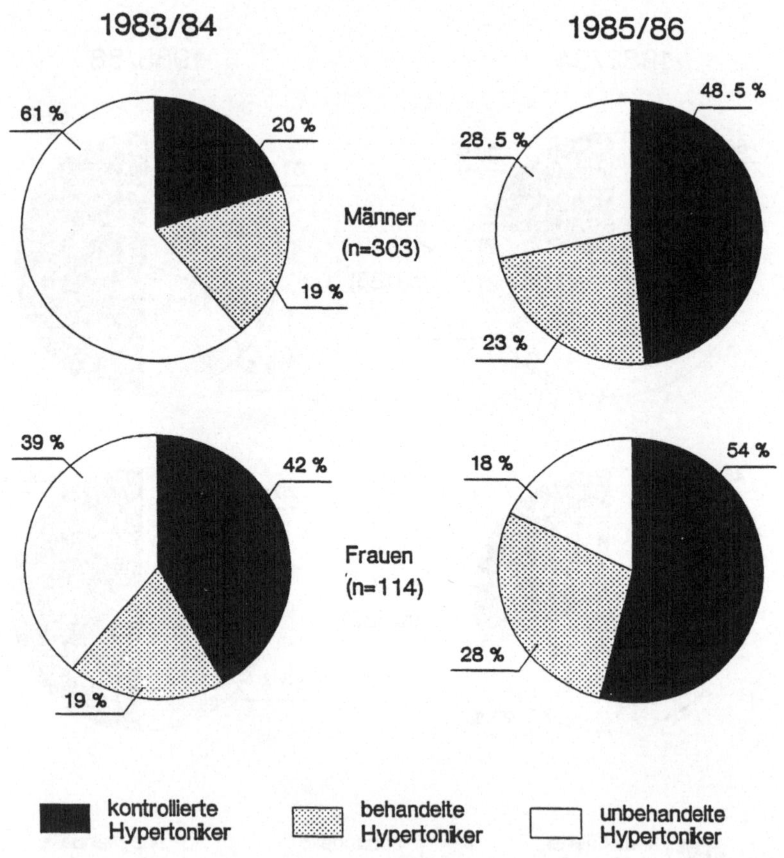

Abb.21:   Wiederholungsscreening 1985/86:
           Hypertoniestatus unter Teilnehmern, die beim Erstscreening eine bestätigte
           Hypertonie aufgewiesen hatten, nach Geschlecht

Unter Männern fanden sich deutlichere Zunahmen des Behandlungs- und Kontrollgrades als unter Frauen. Diese Verbesserungen reichten jedoch nicht aus, um das wesentlich bessere Versorgungsniveau hypertoner Frauen ganz zu erreichen (Abb.21).

Einfluß des Erinnerungsverfahrens auf die beobachteten Veränderungen
Alle EV-Teilnehmer waren durch regelmäßige Anschreiben an die Behandlungs- und Kontrollbedürftigkeit ihres Blutdruckes erinnert worden. Das Fehlen einer Kontrollgruppe von Probanden mit erhöhten Blutdruckwerten, die nicht durch das Erinnerungsverfahren betreut wurden, macht es unmöglich, den Beitrag des EV zu den beobachteten Veränderungen genauer zu quantifizieren.
Es ist jedoch möglich, Teilnehmer, die auf Anregung des EV hin einen Arzt aufgesucht haben mit solchen Teilnehmern zu vergleichen, die dies nicht taten.

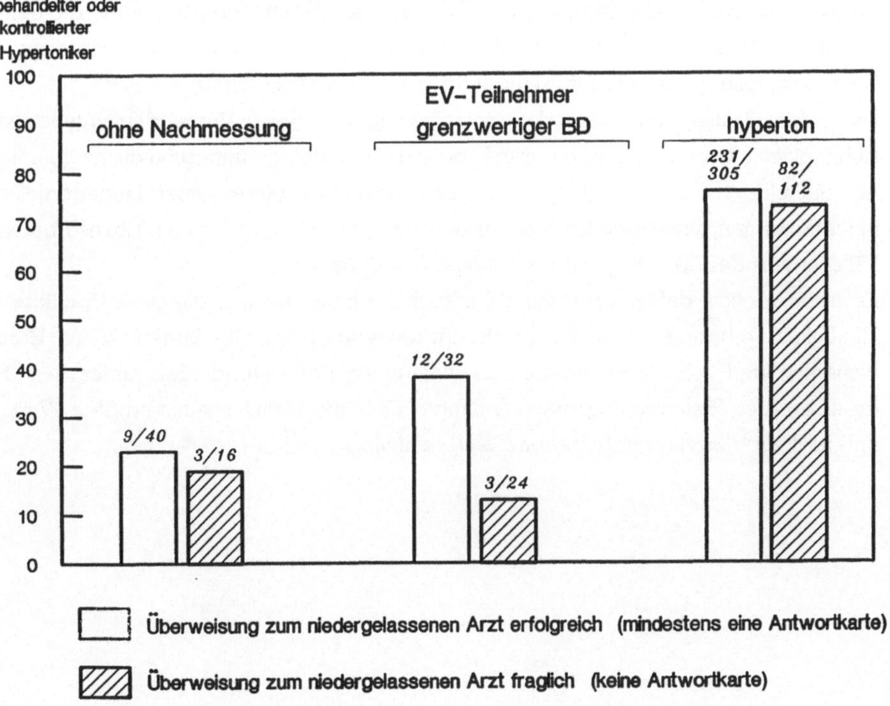

Abb.22:   *Wiederholungsscreening 1985/86:*
Behandlungs- und Kontrollgrad der Hypertonie unter EV-Teilnehmern,
nach Status beim Erstscreening (ohne Nachmessung,grenzwertig,hyperton)
und Überweisungsverhalten zum niedergelassenen Arzt

Unter EV-Teilnehmern mit erfolgreicher Arztüberweisung finden sich insgesamt höhere Behandlungs- und Kontrollgrade der Hypertonie als unter Teilnehmern, die keine Antwortkarte an das MBP zurückschickten. Die Unterschiede sind allerdings gering und nur in der Gruppe mit ehemals grenzwertig erhöhtem Blutdruck statistisch signifikant (x^2=4.12;p<.05). Der hohe Behandlungs- und Kontrollgrad unter den hypertonen EV-Teilnehmern, die keine Rückantwort an das MBP schickten, verdeutlicht andererseits, daß auch in dieser Gruppe der EV-Teilnehmer ein hoher Prozentsatz von Arztkontakten stattgefunden haben muß.

Zusammenfassung

Unter den Teilnehmern des Wiederholungsscreenings von 1985/86, die beim Erstscreening 1983/84 als bestätigte Hypertoniker eingestuft worden waren, fand sich eine deutliche Zunahme des Behandlungs- und Kontrollgrades der Hypertonie. Diese fand sich für jede Alters- und Geschlechtsgruppe. Das Fehlen einer Kontrollgruppe ohne EV-Betreuung macht es aber unmöglich, den Beitrag, den das Erinnerungsverfahren zu diesen Veränderungen geleistet hat, in seiner Größenordnung abzuschätzen.

Unter den übrigen zum Wiederholungsscreening erschienen Probanden ergaben sich, in Abhängigkeit vom Ausgangsblutdruck beim Erstscreening, unterschiedliche Häufigkeiten neu aufgetretener Fälle mit Hypertonie. Der Prozentsatz dieser neuen Hypertoniefälle war in jeder Ausgangskategorie für Männer deutlich größer als für Frauen. Ebenso traten diese Fälle jenseits des 50. Lebensjahres häufiger auf als davor.

Es bestätigte sich, daß der Ausgangsblutdruck des Erstscreenings ein guter Prädiktor für die Häufigkeit erhöhter und hoher Blutdruckwerte nach 2 Jahren war. Besonders bemerkenswert scheint in diesem Zusammenhang der Befund, daß unter den 'Falsch-Positiven' des Erstscreenings nach 2 Jahren über die Hälfte wieder erhöhte Werte hatte und daß ein Viertel sogar hypertone Werte aufwies.

7. DISKUSSION

Programme zur Prävention von Erkrankungen des Herz-Kreislauf-Systems haben seit vielen Jahren die Früherkennung und -behandlung der Hypertonie in den Mittelpunkt gestellt (65). Dies hat seinen Grund sowohl in der großen Bedeutung des Bluthochdruckes als Risikofaktor für kardiovaskuläre Erkrankungen als auch in der Einfachheit und hohen Akzeptanz der Blutdruckmessung bei Screeningsuntersuchungen (60). Neben diesen Aspekten der Implementation eines Präventionsprogrammes haben Untersuchungen der Effektivität gezeigt, daß durch geeignete Kombinationen von Screening, Betreuung und Therapie eine wesentliche Verbesserung des Bekanntheits- und Behandlungsgrades der Hypertonie erreicht werden kann. Diese Nachweise wurden erbracht für Projekte, die auf kommunaler Ebene intervenierten wie z.B. das Nord-Karelien-Projekt (25), wie auch für diverse betriebsbezogene Programme in den Vereinigten Staaten und in Kanada (Übersicht bei Leviton (61)).

Die Anwendung dieser Erfahrungen auf die Situation in der Bundesrepublik Deutschland bzw. in der Stadt München ist jedoch nicht ohne weiteres möglich. Der wichtigste Vorbehalt, der hierbei zu berücksichtigen ist, bezieht sich auf die Verschiedenheit der medizinischen Versorgungssysteme. Während in Finnland ein staatliches Gesundheitssystem mit einem regionalen Netz von Ambulatorien und zugehörigem Personal flächendeckende Programme buchstäblich für die gesamte Bevölkerung und mit legislativer Unterstützung umzusetzen vermochte (25), besteht in den USA und Kanada ein starkes merkantiles Interesse vieler Arbeitgeber an einer Eindämmung der frühzeitigen Herz-Kreislauf-Morbidität und -Mortalität, da sie weitgehend direkt für die Krankheitsfolgekosten ihrer Arbeitnehmer aufzukommen haben (62,80).

Diese andersartigen Strukturen des Versorgungssystems eröffnen entsprechend andere Motivations- und Zugangsmöglichkeiten auch im Hinblick auf neue Früherkennungs- und Frühbehandlungsstrategien. Die sich einstellende höhere Beteiligung und Programmtreue (d.h. kontinuierliche Teilnahme an den Aktivitäten/Empfehlungen des Programmes) resultiert dann wiederum in einer höheren Programmeffektivität. Darüber hinaus fördern derartige Rahmenbedingungen aber nicht nur die Wirksamkeit sondern auch die Effizienz von Präventivmaßnahmen (63,64).

Die Struktur der gesundheitlichen Versorgung in der Bundesrepublik Deutschland ist mit der in den oben genannten Ländern nur wenig vergleichbar. Der freie Zugang zu medizinischer Betreuung, finanziert über anteilsmäßig gleiche Beiträge von Arbeitnehmer und Arbeitgeber zu einer Krankenkasse, erfolgt im Regelfall über den niedergelassenen Arzt. Dieser ist freiberuflich tätig, von der Legislative geplante bevölkerungsweite Programme bedürfen daher der Abstimmung mit den ärztlichen Körperschaften. Eine

Projektleitung, bis hinab zur kommunalen Ebene wie in Finnland, durch das Gesundheits- oder Sozialministerium ist nicht möglich. Weiterhin, mit Blick auf die Betriebsscreenings, ist in der BRD das merkantile Interesse der Arbeitgeber an Präventivprogrammen nur wenig ausgeprägt, da Änderungen der Morbidität und Mortalität in der eigenen Betriebsbelegschaft nur wenig oder gar nicht zu einer Reduktion der Lohnnebenkosten (Krankenkassenbeiträge) beitrage.

Wir skizzieren diese Zusammenhänge, deren vertiefende Erörterung für allgemeine Präventionskonzepte bedeutsam ist, an dieser Stelle nur, um strukturelle Verschiedenheiten zwischen den genannten Ländern zu verdeutlichen und Vergleiche bezüglich der Effektivität und Effizienz in eine sinnvolle Perspektive zu setzen.

Die in München gefundene Kooperation mit der Kassenärztlichen Vereinigung München Stadt und Land, anfänglich dem Zentralinstitut für die Kassenärztliche Versorgung, Köln, der Gesellschaft für Strahlen- und Umweltforschung in Neuherberg und bis zu vier pharmazeutischen Firmen reflektiert die spezifische Situation eines Präventivprogrammes in der BRD mit Hinblick auf die erreichbare und notwendige ideelle bzw. finanzielle Unterstützung. Das Gleichgewicht in dieser Kooperation der Interessen blieb immer gewahrt und verhinderte die Entstehung einseitiger Ausrichtungen des MBP. Die Einbindung verschiedener Interessensgruppen in Führungsgremien kann nach diesen Erfahrungen als sehr produktiv für neu zu planende Programme empfohlen werden.

Die Entwicklung der Hauptstrategien des MBP vollzog sich, unter Einbeziehung von Fachleuten aus dem universitären Bereich, im wesentlichen in den Ausschüssen des MBP (Fortbildungs-, Medien-, Früherkennungsausschuß). Federführend war dabei die Arbeitsgruppe Epidemiologie des Medis-Institutes der Gesellschaft für Strahlen- und Umweltforschung, die neben der inhaltlichen Konzeption auch die erforderlichen personellen und materiellen Resourcen in großem Umfang bereitstellte. Schon frühzeitig wurde gegen ein breit angelegtes, professionelles Aufklärungsprogramm für die gesamte Bevölkerung entschieden. Obgleich der beschränkte finanzielle Rahmen des MBP bei dieser Entscheidung eine bedeutsame Rolle spielte, standen Überlegungen zu einem möglichst effizienten Vorgehen im Mittelpunkt.

In Anlehnung an allgemeine Erwägungen, wie sie z.B. von Gillum, Stason und Weinstein (36) vorgelegt wurden, und basierend auf den Ergebnissen der Münchner Blutdruck-Studie (5,27,28) wurde der Verbesserung des Bekanntheits- und Behandlungsgrades der Hypertonie die Priorität vor der Primärprävention und allgemeiner Gesundheitserziehung gegeben. Folglich dienten die Maßnahmen der Öffentlichkeitsarbeit zum größten Teil nur als flankierende Aktivitäten der Hauptstrategie.

Eine Verbesserung der Hypertoniebetreuung sollte einmal über gezielte Fortbildung der Ärzte und ihres Assistenzpersonals erfolgen. Auf diesem Wege sind potentiell alle die Arztpraxis aufsuchenden Patienten - und dies sind in jedem Jahr zwischen 70% und 80%

der erwachsenen Bevölkerung - zu erreichen und bezüglich eines vorliegenden Bluthochdruckes zu entdecken (Incidental Screening). Die Themen der Fortbildung konzentrierten sich daher wesentlich auf die zuverlässige Diagnostik (Blutdruck-Meßkurse), epidemiologische Zusammenhänge und therapeutische Empfehlungen zur Vereinfachung der Behandlungsschemata und zur Steigerung der Compliance.

Ziel der Fortbildungsmaßnahmen war es, Wissen und Einstellung von Ärzten und Assistenzpersonal bezüglich der Entdeckung, Behandlung und Betreuung von Hypertonikern so zu verändern, daß ihr Verhalten in eine Verbesserung der Versorgung hypertoner Patienten mündete.

Eine gezielte Evaluation der Auswirkungen der MBP-Fortbildungsveranstaltungen für Ärzte erfolgte nicht. Bei einer Umfrage unter Münchner niedergelassenen Internisten, praktischen und Allgemein-Ärzten fand sich bei einem hohen Bekanntheitsgrad des MBP (über 90%) ein recht positives Resultat, auf Fragen zu Diagnose und Therapie des Bluthochdruckes (39). Ähnliche Ergebnisse aus Bochum, Dortmund und Stuttgart (77) weisen allerdings darauf hin, daß dieses positive Resultat eher der gegenwärtig verbreiteten Einstellung von Ärzten entspricht als einem lokalen MBP-Effekt. Nachbefragungen des ärztlichen Assistenzpersonals nach den Blutdruck-Meßkursen belegen die nachhaltigen Wissens- und Einstellungsveränderungen, doch wird häufiger Klage darüber geführt, daß eine Umsetzung in neue Verhaltensweisen durch rigide Praxisstrukturen verhindert wird.

Die Nachfrage nach den anwendungsorientierten Fortbildungsveranstaltungen des MBP war groß. Insbesondere mit dem Angebot der Blutdruck-Meßkurse wurde ein Bedarf aufgedeckt, der zuvor nur wenig bekannt war. Die Einführung bundesweiter Meßkursangebote, mit Unterstützung einer Firma der pharmazeutischen Industrie und unter Nutzung der vom MBP entwickelten Kursbestandteile, ist eine erfreuliche Reaktion auf diesen neuen Bedarf. Eine weitere Ausdehnung des Angebotes auf Krankenpfleger und Medizinstudenten sowie vielleicht auch Ärzte scheint nicht mehr ausgeschlossen.

Neben einer Verbesserung der schon bestehenden Betreuung von Hypertonikern in der ärztlichen Praxis waren vom MBP Früherkennungsaktionen auf Hypertonie in Betrieben konzipiert worden, um sogenannte 'schwer zu erreichende Risikogruppen' einem Screening zuzuführen. Zu dieser Gruppe zählen vor allem jüngere Männer (5,6), da der Bekanntheits- und Behandlungsgrad der Hypertonie bei ihnen besonders niedrig ist. Diese Risikogruppe bildet andererseits einen wesentlichen Anteil der arbeitenden Bevölkerung. Durch ein Herantragen von Screenings an den Arbeitsplatz wurde versucht ein präventiv-medizinisches Angebot auch für diese bisher 'schwer zu erreichende' Gruppe akzeptabel zu machen.

'Früherkennung' sollte quasi immer synonym sein mit 'Frühbehandlung', andernfalls ist sie sinnlos. Mehrere Untersuchungen belegen die mangelnde Bereitschaft von neuentdeckten Verdachtsfällen auf Hypertonie, einen niedergelassenen Arzt aufzusuchen (66,67). Eine ausreichende Sicherung der Überweisung zum niedergelassenen Arzt mit nachfolgender Frühbehandlung sollte deshalb durch die Einrichtung eines Erinnerungsverfahrens erreicht werden.

Früherkennungsaktionen wurden in 18 Münchner Betrieben durchgeführt. Die Aktionen waren alle klar als 'von außen' kommend definiert, was insbesondere bei Datenschutzbedenken (z.B. von Betriebsräten) von Vorteil war. Andererseits bedeutete dies aber auch, daß im allgemeinen von der Betriebsführung nur ein sehr knapp bemessener Zeitraum für das Screening gewährt wurde, um gehäufte Ausfälle an Arbeitszeit zu verhindern. Vor allem in Betrieben mit einem hohen Anteil an Bediensteten im Außendienst (z.B. TÜV) reichte dieser knapp bemessene Zeitraum dann nicht aus, um allen Mitarbeitern die Wahrnehmung des MBP-Angebotes zu gestatten.

Große Probleme bereitete die Anpassung des Screening-Ablaufes an betriebstechnische Gegebenheiten wie z.B. Schichtdienste, hohe örtliche und zeitliche Mobilität der Beschäftigten, dezentrale Unterbringung in vielen kleinen Gebäuden, etc.. Auch war es nicht immer leicht, Untersuchungsräume zu finden, die von der Ausstattung her geeignet waren und gleichzeitig logistisch günstig lagen. Unter Hintanstellung von Effizienzaspekten und - zumindest anfänglich - unter Einsatz einer großen Anzahl von Untersuchern wurden vielfältige Erfahrungen gesammelt. Daraus resultierten Veränderungen im Untersuchungsablauf, im Fragebogen und im Einsatzplan der Untersucher. Bei den nach 2 Jahren durchgeführten Wiederholungsuntersuchungen war es dann möglich, mit einem zahlenmäßig kleinen Team (7 Untersucher) wesentlich effizienter zu arbeiten.

Soweit diese Erfahrungen verallgemeinerbar waren, wurden sie im 'Handbuch für die Durchführung von Früherkennungsaktionen auf Hypertonie in Betrieben' (42) zusammengefaßt.

Wie schon ausgeführt, wurde die Beteiligung an den Früherkennungsaktionen zum Teil durch einen zu knappen zeitlichen Rahmen negativ beeinflußt. Zwei weitere Hauptmerkmale sind bei der Beurteilung der unterschiedlichen Beteiligungen hervorzuheben: Die Betriebe mit den höchsten Beteiligungen waren solche, in denen entweder ein Betriebsangehöriger unmittelbar mit der betriebsinternen Abwicklung betreut worden war oder in dem ein direkter persönlicher (nicht nur telefonischer) Kontakt mit den meisten Beschäftigten erfolgte; die geringsten Beteiligungen wurden erreicht in Betrieben mit einem hohen bis sehr hohen Anteil von (auch) im Außendienst tätigen Mitarbeitern und in Verwaltungseinrichtungen.

Gründe für die Nichtteilnahme an den MBP-Screenings wurden nicht erhoben. Aus der Tatsache, daß die Teilnehmer sehr getreu die Alters- und Geschlechtszusammensetzung der Gesamtbelegschaft abbilden, kann zumindest ein großer Einfluß dieser beiden Faktoren auf die Beteiligung ausgeschlossen werden. Dagegen könnten der Gesundheitszustand, eine bereits bestehende Behandlung bei einem Arzt oder die soziale Schicht eine

Teilnahme am MBP-Angebot beeinflußt haben. Die höheren Beteiligungen in Produktionsbetrieben· und die geringeren Quoten z.B. in Verwaltungs- und Dienstleistungseinrichtungen lassen den letzten Faktor als besonders wahrscheinlich erscheinen.

Erwartungsgemäß war der Anteil der Zielgruppe 'jüngere Männer' an den Gesamtteilnehmern hoch. Er betrug 47,6%, das heißt 3483 Männer waren jünger als 50 Jahre. In der Folge waren in der ersten Screeningsstufe 81% der entdeckten Verdachtsfälle auf Hypertonie männlich und 60% jünger als 50 Jahre. Der Behandlungsgrad unter den jungen Verdachtsfällen war mit nur 10% sehr gering. Auch nach einem zweistufigen Screening, das durch Ausfiltern 'Falsch-Positiver' die Absolutzahl deutlich reduzierte, verblieben 78% männliche Hypertoniker, von denen mehr als die Hälfte jünger als 50 Jahre waren. Unter diesem Aspekt sind betriebsbezogene Früherkennungsaktionen auf Hypertonie sicher eine sehr geeignete Strategie, um dieser 'Hochrisikogruppe' näher zu kommen.

Früherkennungsaktionen erzeugen eine Art von 'Mitnahme-Effekt', der kurzfristig zu einer leichten Verbesserung des Bekanntheits- und Behandlungsgrades beizutragen vermag (67,68,69).

Wesentliche Voraussetzung für eine langfristige Betreuung ist aber die Übernahme des Hypertonikers in eine medizinische Versorgungsstruktur, das heißt z.Zt. in der Bundesrepublik in die Betreuung durch den niedergelassenen Arzt. Die Häufigkeit der Kontaktaufnahme mit einem Arzt als direkte Folge eines Hypertoniescreenings ohne weitere Maßnahmen ist niedrig anzusetzen. Grimm et al. (68) berichteten von 36% unter Männer im Alter von 35-57 Jahren, mit einem diastolischen Blutdruck $\geq$ 90 mm Hg bei einem einstufigen Screening. In Gutzwillers Untersuchung (66) hatten zwei Drittel der bei einer öffentlichen Erfassungsaktion ermittelten Hypertoniker (DBD $\geq$ 95 mm Hg) innerhalb von 4 Monaten einen Arzt aufgesucht. Allerdings handelte es sich hierbei um eine im Durschnitt viel ältere Bevölkerung (Median $>$60 Jahre, MBP: Median $<$45 Jahre).

Die im Rahmen des Erinnerungsverfahrens an das MBP zurückgesandten Antwortkarten belegen die Mindestanzahl der Arztkontakte, die als direkte Folge der Betriebsscreenings aufgenommen wurden. Der Anteil lag bei Hypertonikern über 70%, bei Grenzwertigen bei etwa 55%. Unter der durchaus plausiblen Annahme, daß die Arztkontakthäufigkeit durch unsere Art der Erfassung eher unterschätzt wird, kann der erfolgreiche Einsatz des Erinnerungssystems für eine Steigerung effektiver Überweisungen zum Hausarzt bei überwiegend jungen Hypertonikern festgestellt werden. Nur wesentlich aufwendigere Follow-Up-Verfahren mit betriebseigenen Programmteams oder unter Anwendung finanzieller Anreize können höhere Quoten von 85% oder mehr erreichen (70,71). Die schwächere Reaktion der grenzwertig erhöhten Probanden kann mit den weniger dringlichen Aufforderungen des MBP erklärt werden oder eine Folge der Nichtbestätigung durch den Hausarzt sein.

Die Wirksamkeit von in der Folge der Screenings eingeleiteten Maßnahmen, wie sie sich zum Beispiel in den Therapieintentionen der behandelnden Ärzte auf den Rückantwortkarten darstellte, sollte nach 2 Jahren durch die erneute Untersuchung der gleichen Probanden festgestellt werden. Eine Evaluation des Interventionseffektes der MBP-Aktion im Sinne eines randomisierten, kontrollierten Trials war nie vorgesehen, da das MBP von Anfang an als Demonstrationsprojekt geplant worden war. Eine Basiserhebung des Risikofaktorenprofils von Belegschaften und Aspekte der Durchführbarkeit eines Früherkennungsprogrammes mit Follow-Up standen im Vordergrund. Deshalb ist es nicht möglich, die nach 2 Jahren beobachteten Veränderungen von Trends säkularer Art oder einer Regression zum Mittelwert statistisch gesichert abzugrenzen.

Dennoch sind einige Schlußfolgerungen bezüglich der Wirksamkeit der betrieblichen Früherkennungsaktionen möglich, die auch einer kritischen Betrachtung standhalten. Die in vielen Untersuchungen üblichen Vergleiche der Blutdruckmittelwerte werden hier weggelassen, da diese besonders dem Regressionsphänomen unterliegen. Auch war es nicht die Absicht des MBP, die Blutdruckverteilung einer ganzen Gruppe in einen niedrigeren Bereich zu verschieben, sondern Zielvariablen waren die Erhöhung des Behandlungs- und Kontrollgrades der Hypertonie. Wir werden die Wirksamkeit des Programmes daher auch nur im Hinblick auf die in diesem Bereich eingetretenen Veränderungen erörtern.

Veränderungen konnten an 417, durch ein zweistufiges Screening herausgefilterten Hypertonikern untersucht werden (SBD $\geq$ 160 mm Hg und/oder DBD $\geq$ 95 mm Hg oder Einnahme von Antihypertensiva). Dies entspricht einer Beteiligung der im Erinnerungsverfahren erfaßten Hypertoniker an der Wiederholungsmessung von 55%. Diese relativ niedrige Beteiligung beinhaltet selbstverständlich die Gefahr eines 'Non-Responder-Bias'. Auf der Basis der beim Erstscreening erhobenen Befunde läßt sich aber keine statistisch signifikante Verschiedenheit zwischen behandelten und unbehandelten Hypertonikern bezüglich der Beteiligung finden. Dasselbe gilt für Alter und Geschlecht. Es besteht somit kein Hinweis darauf, daß gesundheitsbewußtere, besser behandelte, aktiver das MBP-Angebot annehmende oder jüngere/ältere Probanden zu den Wiederholungsscreenings des MBP erschienen. Die geringe Teilnahme ist unseres Erachtens vor allem auf eine gewisse Ermüdung durch die regelmäßigen Anschreiben des Erinnerungsverfahrens (bis hin zur Verärgerung) zurückzuführen.

Nach 2 Jahren wiesen 209 der 417 Hypertoniker (=50%) Blutdruckwerte unter 160/95 mm Hg auf. Unter ihnen befanden sich 96, die in der Woche vor der Screeninguntersuchung keine antihypertensiven Medikamente eingenommen hatten. Dieser relativ große Anteil kontrollierter Hypertonie ohne medikamentöse Therapie darf jedoch nicht zu der Schlußfolgerung verleiten, daß eine weitere Behandlung und Betreuung bei diesen Patienten zukünftig nicht mehr erforderlich ist. Vielmehr steigt der Blutdruck in der weit überwiegenden Anzahl der Fälle nach einer gewissen Zeit wieder in hypertone Bereiche (72,73,74). Auch diese ohne Medikamente kontrollierten Hypertoniker bedürfen weiterer regelmäßiger Betreuung.

Die Veränderungen des Hypertoniestatus betrafen Männer stärker als Frauen und waren auch in jüngerem Alter nachweisbar. Dies kann als Hinweis darauf gewertet werden, daß Früherkennungsaktionen in Betrieben nicht nur in hohem Maße die Problemgruppe 'jüngere Männer' erreicht, sondern daß dabei auch Verbesserungen im Behandlungs- und Kontrollgrad der Hypertonie erreicht werden können. Das Erinnerungsverfahren des MBP ist dabei als eine nur mittelgradig intensive Interventionsmaßnahme zu verstehen, so daß erwartet werden darf, daß im Betrieb angesiedelte, persönliche Nachbetreuungsmaßnahmen nach Hypertoniescreenings zu weit besseren Resultaten führen können.

Die Häufigkeit neu aufgetretener Fälle von Hypertonie nach 2 Jahren unter ehemals nur grenzwertig erhöhten oder normotonen Teilnehmern macht deutlich, daß Wiederholungsscreenings nicht nur von Bedeutung sind, um unter einmal entdeckten Hypertonikern Veränderungen des Bekanntheits- und Kontrollgrades zu beobachten, sondern daß es damit auch möglich wird, neue Fälle frühzeitig einer adäquaten Betreuung zuzuführen. Ein hoher Ausgangsblutdruck, männliches Geschlecht und höheres Lebensalter waren wesentliche Prädiktoren für das Neuauftreten einer Hypertonie. Bemerkenswert ist in diesem Zusammenhang auch, daß Probanden, deren Blutdruck beim Erstmeßtermin der Erstscreenings erhöht, bei der Nachmessung aber normal war(sog. 'Falsch-Positive im Screening), eine weit größere Häufigkeit neuer Hypertoniefälle aufwiesen als 'echte' Normotoniker. Dies bestätigt die wichtige Aussage, daß auch einmalige Blutdruckerhöhungen eine positive Vorhersagefunktion für den zukünftigen Blutdruckverlauf haben (82).

Zum Schluß sollte darauf hingewiesen werden, daß Hypertoniescreenings als Einstieg in Früherkennungsaktivitäten auf weitere kardiovaskuläre Risikofaktoren zu verstehen sind. Neuere Entwicklungen in der trockenchemischen Diagnostik legen es nahe, auch die Cholesterinbestimmung in derartige Programme mitaufzunehmen (83,84). Unsere ersten eigenen Erfahrungen mit diesem System sind sehr positiv. Die Erfassung des Rauchverhaltens und des Übergewichtes wurde im MBP ebenfalls schon in die Untersuchungen mit eingeschlossen, so daß künftig ein umfassendes 'Screening-Paket' in Betrieben angeboten werden kann.

Hier stellt sich nun auch die Frage nach dem Träger zukünftiger Aktivitäten. Für die Sektoren Fortbildung und Öffentlichkeitsarbeit ist inzwischen das Ende 1985 gegründete

Nationale Blutdruck Programm (NBP) federführend. Das Münchner Blutdruck-Programm ist in diesen neuen Koordinationsrahmen als regionaler Baustein eingegangen (75). Die enge Zusammenarbeit mit der Deutschen Liga zur Bekämpfung des hohen Blutdruckes, dem Deutschen Institut für Bluthochdruckforschung in Heidelberg, wissenschaftlichen Fachgesellschaften und Interessenten aus der Wirtschaft hat sich dabei als sehr fruchtbar erwiesen.

Eine eigene NBP-Arbeitsgruppe 'Prävention in Betrieben' wurde auf der 2. Nationalen Blutdruck-Konferenz, die 1987 in München stattfand, gegründet. Ihr gehören neben Vertretern des Münchner und Nationalen Blutdruck-Programmes, Angehörige werks- und betriebsärztlicher Dienste und der Betriebskrankenkassen an. Insbesondere letztere bemühen sich sehr intensiv, in den von ihnen versicherten Betriebsbelegschaften ein Bewußtsein für die Bedeutung der Prävention von Herz-Kreislauf-Erkrankungen zu wecken. Früherkennungsprogramme und Interventionsangebote für die Belegschaften sind dazu ein geeignetes Mittel.

Sehr wahrscheinlich werden die Betriebskrankenkassen in den kommenden Jahren die Erfahrungen aus den Betriebsscreenings des MBP nutzen und eine breitenwirksame Prävention am Arbeitsplatz betreiben. Damit wäre die wichtige Anbindung der Früherkennung an betriebseigene Strukturen vollzogen und der Weg für eine effiziente Gesundheitsförderung bei sonst nur schwer zu erreichenden Risikogruppen geebnet (85).

8. KONSEQUENZEN AUS DEM MBP

Das seit 1983 bestehende Münchner Blutdruck-Programm erarbeitete neue Strategien zur Bekämpfung der Hypertonie in der Bevölkerung. Basierend auf der Erkenntnis, daß die bevölkerungsweite Kontrolle der Hypertonie in der heutigen Zeit weniger eine wissenschaftliche oder therapeutische als eine soziale und organisatorische Herausforderung für die Medizin ist, wurden insbesondere in zwei Bereichen neue Wege beschritten.

Die Entwicklung und der Einsatz von Blutdruck-Messkursen tragen dazu bei, daß die Diagnose und Therapiekontrolle des Bluthochdruckes in zunehmendem Maße nach standardisierten vergleichbaren Qualitätskriterien durchgeführt wird. Die vom MBP erarbeiteten Kursprogramme werden seit dem Jahr 1988 in der gesamten Bundesrepublik von speziell geschulten Teams durchgeführt. Eine Erweiterung des Angebotes auf Medizinstudenten und Ärzte ist für die Zukunft vorgesehen. Diese Aktivität erfolgt im Rahmen des Nationalen Blutdruck-Programmes und mit Unterstützung der Firma Hoffmann-La Roche

Die Erprobung und Durchführung von Früherkennungsaktionen in Betrieben bestätigte, daß mit diesem Instrument insbesondere bisher nur unzureichend betreute Gruppen von Hypertonikern erreicht werden. Der Einsatz eines Erinnerungsverfahrens mit regelmäßigen Aufforderungen zur Blutdruckkontrolle führte zu einer Arztkontaktquote der Hypertoniker in der Folge der Screeningsuntersuchung von fast 75%. Eine langfristige Verbesserung des Behandlungs- und Kontrollgrades der Hypertonie, die noch nach 2 Jahren anläßlich einer Wiederholungsuntersuchung nachweisbar war, konnte auch in den Problemgruppen erreicht werden.

Es erscheint sinnvoll, die Grundelemente der Betriebsprogramme des MBP beizubehalten. Eine Steigerung der Effektivität und insbesondere der Effizienz ist dagegen vor allem dann zu erwarten, wenn betriebsmedizinische Einrichtungen diese Programme 'von innen' aufbauen und anbieten. Den Möglichkeiten eines 'von außen' kommenden Programmes sind sowohl beim Screening wie auch beim Follow-Up enge Grenzen gesetzt.

Die Verbreitung der Betriebsprogramme erfolgt deshalb inzwischen in Koordination mit dem Nationalen Blutdruck-Programm und den Bundes- sowie Landesverbänden der Betriebskrankenkassen.

9. DANKSAGUNG

Unser ganz besonderer Dank gilt den Untersucherinnen des MBP für ihre Zuverlässigkeit und den großen Einsatz, mit dem sie häufig widrige äußere Umstände überwunden haben. Ohne ihre Mitarbeit wäre die erfolgreiche Durchführung der Betriebsscreenings nicht möglich gewesen.

Weiterhin danken wir *Frau Helga Stechemesser* und *Frau Monika Paffrath* für die große Umsicht, mit der sie die Organisation und Koordination der MBP-Fortbildungsaktivitäten und der Betriebsscreenings jederzeit fest unter Kontrolle behielten.

Die Verbreitung und Betreuung der Blutdruck-Messkurse war bei *Frau Ewa Keil* in guten Händen.

Für die Betreuung der Dateneingabe, die Einrichtung einer Datenbank sowie die Erstellung und Führung des Erinnerungsverfahrens bedanken wir uns sehr bei *Herrn Alfred Breier*, Arbeitsgruppe Informationssysteme des GSF-Medis-Institutes. *Frau Christina Meier* beherrschte in hervorragender Weise alle Bereiche der Datenhaltung, -aufbereitung und auswertung. Dasselbe gilt für *Frau Renate Roth*, die sich in diese Aufgabe speziell für die Abfassung des Abschlußberichtes noch einarbeiten mußte.

Für die geduldige und ausdauernde Mitarbeit bei der Erstellung des Manuskriptes des Abschlußberichtes und sämtlicher Tabellen sind wir *Frau Monika Paffrath* sehr verbunden. *Frau Kerstin Honig* danken wir darüber hinaus für die Gestaltung der Grafiken des Berichtes.

Viele hier ungenannte Personen im Medis-Institut der Gesellschaft für Strahlen- und Umweltforschung, bei der kassenärztlichen Vereinigung Bayern sowie dem Ärztlichen Kreis- und Bezirksverband München Stadt und Land haben durch ihre vielfältige Unterstützung unsere Arbeit begleitet und zum erfolgreichen Abschluß des Programmes beigetragen. Ihnen allen sei an dieser Stelle ebenfalls aufrichtig gedankt.

Die Beteiligung der Firmen *Byk Gulden, ICI, Squibb-von Heyden und Sandoz* verdient es, besonders hervorgehoben zu werden. Ihre finanzielle und ideelle Unterstützung gewährleistete eine kontinuierliche Arbeitsfähigkeit des MBP, die weitgehend frei war von personellen oder organisatorischen Engpässen. Die konstruktive Mitarbeit der Firmen im MBP-Leitungsgremium wurde hoch geschätzt, da sie stets unter Berücksichtigung der wohlverstandenen Interessen aller Beteiligter erfolgte. Für diese in Form und Inhalt außergewöhnliche Zusammenarbeit bedanken wir uns ganz besonders.

10. LITERATUR

1. Füller A:
    Blutdruckprogramme: Wie können die Ergebnisse der Wissenschaft umgesetzt werden? In: Lehrbuch der Hypertonie (Herausg: Ganten D, Ritz E). Stuttgart, New York, Schattauer, 1985

2. Kannel B, Gordon T, Schwartz M S:
    Systolic and diastolic blood pressure and risk of coronary heart disease: The Framingham Study. Am.J.Cardiol. 27: 335-356, 1971

3. Keys A:
    Seven Countries: A multivariate analysis of death and coronary heart disease. Cambridge (MA) and London (GB), Harvard University, Press, 1980

4. The Pooling Project Research Group:
    Relationship of blood pressure, serum cholesterol, smoking habit, relative weight and ECG abnormalities to incidence of major coronary events: Final report of the Pooling Project. J.Chron.Dis. 31: 201 -306, 1978

5. Stieber J, Döring A, Keil U:
    Häufigkeit, Bekanntheits- und Behandlungsgrad der Hypertonie in einer Großstadtbevölkerung. Ergebnisse der Münchner Blutdruck-Studie I. Münch.Med.Wchsch. 124: 747-752, 1982

6. Keil U, Remmers A, Chambless L, Hense H W, Stieber J, Lauck A:
    Epidemiologie des Bluthochdrucks. Häufigkeit, Verteilung, Bekanntheits-Behandlungsgrad der Hypertonie in der Hansestadt Lübeck. Ergebnisse der Lübecker Blutdruckstudie und Vergleich mit Daten der Münchner Blutdruck-Studie. Münch. Med.Wchsch. 128: 424-429, 1986

7. Rose G:
    Strategy of prevention: lessons from cardiovascular disease. Br.Med.J. 282: 1847-1851, 1981

96

8. Rose G:
    Sick individuals and sick populations. Intern.J.Epid. 14: 32-38, 1985

9. Robinson I C (Herausg.):
    Society of Actuaries 1979 Blood Pressure Study. In: Transactions of the Association
    of Life Insurances Medical Directors of America, 89th Annual Meeting, Chicago, 1981

10. Veterans Administration Cooperative Study Group:
    Effects of treatment on morbidity in hypertension. Results in patients with diastolic
    blood pressures averaging 115 through 129 mm Hg. J.Am.Med.Assoc. 202: 1028-
    1034, 1967

11. Veterans Administration Cooperative Study Group:
    Effects of treatment on morbidity in hypertension. II. Results in patients with diastolic
    blood pressures averaging 90 through 114 mm Hg. J.Am.Med.Assoc. 213: 1143-
    1152, 1970

12. Anlauf M, Weber F, Bock K D:
    Milde Hypertonie: Risiko und Chance. Ergebnisse kontrollierter Studien.
    Münch.Med.Wchsch. 128: 81-86, 1986

13. Freis E D:
    Should Mild Hypertension be treated? N.Eng.J.Med. 307: 306-309, 1982

14. Hyman D, Kaplan N M:
    Treatment of patients with mild hypertension. Hypertension 7: 165-170, 1985

15. Gross F, Strasser T (Herausg.):
    Mild hypertension: Recent advances. Raven Press, New York, 1983

16. Nonpharmacological Approaches to the Control of High Blood Pressure.
    Final Report of the Subcommittee on Nonpharmacological Therapy of the 1984 Joint
    National Committee on Detection, Evaluation, and Treatment of High Blood
    Pressure. Hypertension 8: 444-467, 1986

17. Nationales Blutdruck Programm:
Empfehlungen zur Erkennung, Behandlung und Betreuung von Patienten mit milder Hypertonie. NBP-Informationen 1/2, 1988

18. National High Blood Pressure Education Program:
Guidelines for community programs in high blood pressure detection and control. National Heart, Lung, and Blood Institute, DHEW Publication No (NIH) 74-1086, Bethesda, 1974

19. Nissinen A:
An evaluation of the communitiy based hypertension program of the North Karelia Project. With special reference to the awareness and treatment of elevated blood pressure and the blood pressure level in the population. Department of Community Health, University of Kuopio (Finland), 1979

20. The 1984 Report of the Joint National Committee on Detection, Evaluation, and Treatment of High Blood Pressure.
National Heart, Lung, and Blood Institute, NIH Publication No 84-1088, Bethesda, 1984

21. Coordinating Committee of the National High Blood Pressure Education Program:
Collaboration in High Blood Pressure Control: Among professionals and with the Patient. Ann.Int.Med. 101: 393-395, 1984

22. National High Blood Pressure Education Program:
Community guide to high blood pressure control. National Heart, Lung, and Blood Institute, NIH Publication No 82-2333, Bethesda, 1981

23. Puska P, Neittaanmäki L, Tuomilehto J:
Participation, experiences and opinions of local health personnel and decision makers on a community program for control of cardiovascular diseases (The North Karelia Project). Prev.Med. 8: 564-576, 1979

24. Moser M:
A decade of progress in the management of hypertension. Hypertension 5: 808-813, 1983

25. Tuomilehto J, Nissinen A, Puska P, Elo I, Kottke TE:
Epidemiology and Control of Hypertension in North Karelia, Finland. In:
Epidemiology of Arterial Blood Pressure (ed: Kestelot H, Joossens JV).
M. Nijhoff, Boston, p 325-344, 1980

26. Nissinen A, Tuomilehto J, Kottke T E, Puska P:
Cost-Effectiveness of the North Karelia Hypertension Program 1972-1977, Med.Care
24: 767-780, 1986

27. Keil U, Döring A, Stieber J:
Community studies in the Federal Republic of Germany. In: Mild Hypertension:
Recent Advances (Herausg: Gross F, Strasser T) p 63-83, Raven Press, New York,
1983

28. Keil U, Stieber J, Döring A, Fricke H:
Ergebnisse der Münchner Blutdruck-Studie und Aufbau des Münchner Blutdruck-
Programmes. Öff.Gesundh.-Wes. 44: 727-732, 1982

29. Fricke H, Keil U:
Aufgaben und Ziele des Münchner Blutdruck-Programmes. Münchner Blutdruck-
Programm, GSF Neuherberg b. München, Heft 1, 1983

30. Nissinen A, Tuomilehto J, Füller A, Keil U, Laaser U:
Maßnahmen zur Senkung des hohen Blutdrucks: Das Modell Finnland. Öff.Gesundh.-
Wes. 44: 242-246, 1982

31. Haynes R, Taylor D W, Sackett D L (Herausg.):
Compliance in Health Care. John Hopkins University Press, Baltimore, 1979

32. Wirsing R:
Compliance. In: Lehrbuch der Hypertonie (Herausg: Ganten D, Ritz E), Schattauer
Verlag, Stuttgart, New York, 1985

33. Köhle M:
Ein Patientenführungssystem zur Hypertoniebehandlung in der Allgemeinpraxis.
Allgemeinmedizin 14: 12-17, 1985

34. Hense H W, Keil U:
Strategien zur Verbesserung der Hypertoniekontrolle in der Bevölkerung. Allgemeine Überlegungen und praktische Erfahrungen. In: Prävention und Gesundheitserziehung (Herausg: Laaser U, Sassen G, Murza G, Sabo P), Springer, Berlin Heidelberg, p. 223-235,1987

35. Hense H W:
Befunde zur gegenwärtigen medizinischen Versorgung von Hypertonikern in der Bundesrepublik Deutschland. In: Hochdruck und Umwelt (Herausg: Lohmann F W), de Gruyter, Berlin-New York, p 95-104, 1987

36. Gillum F, Stason U B, Weinstein M C:
Screening for hypertension: A rational approach. J. Comm. Health 4: 67-72, 1978

37. Borhani N O:
Implementation and evaluation of community hypertension programs. In: Epidemiology and Control of Hypertension (Ed: Paul O). Stratton, New York, p 627-661, 1975

38. Hense H W, Keil U, Unger T, Holzgreve H:
Fortbildung als eine Strategie des Münchner Blutdruckprogramms (MBP). Münchner Blutdruck-Programm und GSF Neuherberg b. München, Heft 3, 1985

39. Härtel U, Keil U, Hense H W:
Hypertoniediagnose und Hypertonietherapie in der Praxis von niedergelassenen Ärzten. Ergebnisse einer Ärztebefragung in München. Dtsch. Ärzteblatt, 84: 632-641, 1987

40. Kirkendall W M, Feinleib M, Freis E, Mark A L:
Recommendations for human blood pressure determinations by sphygmomanometers. Hypertension 3: 509A-519A, 1981

41. Deutsche Liga zur Bekämpfung des hohen Blutdruckes:
Empfehlungen zur Blutdruckmessung, Merkblatt, Heidelberg, 1980

42. Hense H W:
Handbuch für die Durchführung von Früherkennungsaktionen auf hohen Blutdruck in Betrieben. Münchner Blutdruck-Programm, GSF Neuherberg b. München, 1986

43. Keil U, Stieber J, Döring A:
Problematik der Auffindung von Personen mit hohem Blutdruck. Möglichkeiten und Grenzen von Screening-Programmen. In: Compliance, (Herausg: Philipp T, Holzgreve H, Vaitl D, Schrey A), Wolf und Sohn, München, 1982

44. Galen R S, Gambino S R:
Beyond normality. The predictive value and efficiency of medical diagnosis. Wiley, New York, 1975

45. Wilson J M G, Jungner G:
Principles and practice of screening for disease. Pbl. Health Papers, 34, WHO, Geneva, 1968

46. Hense H W, Stieber J, Keil U:
Früherkennung der Arteriellen Hypertonie in Betrieben. Arbeitsmed Sozialmed Präventivmed. 22: 45-49, 1987

47. National High Blood Pressure Education Program:
High blood pressure control in the workplace. J.Occup.Med. 26: 222-226, 1984

48. National Heart, Lung and Blood Institute:
Demonstration projects in workplace high blood pressure control. Summary Report. NIH-Publication No. 84-2119, 1984

49. Kornitzer M, De Backer G, Dramaix M, Thilly C:
The Belgian heart disease prevention project. Modification of the coronary risk profile in an industrial population. Circulation 61: 18-25, 1980

50. CVD Epidemiology Newsletter
Council on Epidemiolology of the American Heart Association. No. 38, 1985

51. Hense H W:

Betriebsscreenings. In: 1. Nationale Blutdruckkonferenz: Blutdruckkontrolle, Ergebnisse und Erfahrungen (Herausg.: Laaser U, Strasser T) pmi-verlag, Frankfurt, p. 102-108, 1986

52. Wright B M, Dore C F:

The Random-Zero-Sphygmomanometer. Lancet 337-338, 1970

53. Stieber J, Sund M, Keil U:

Qualitätssicherung und Qualitätskontrolle der Blutdruckmessung. Erfahrungen der Münchner Blutdruck-Studie. Fortschr.Med. 102: 1041-1044, 1984

54. Armitage P, Fox W, Rose G, Tinner C M:

The variability of measurement of casual blood pressure, II. Survey experience. Clin.Sci. 30: 337-334, 1966

55. Rosner B, Polk B F:

Predictive values of routine blood pressure measurements in screening for hypertension. Am.J.Epidem. 117: 429-442, 1983

56. Gutzwiller F, Bühler F R, Kamm M:

Öffentliche Hypertonie-Erfassung und Problematik der individuellen Langzeitkontrolle. Schweiz.Med.Wschr 106: 1687-1692, 1976

57. Hense H W , Keil U, Breier A:

Früherkennungsaktionen in Betrieben als eine Strategie des Münchner Blutdruck-Programmes (MBP). Münchner Blutdruck-Programm ,GSF Neuherberg b. München, Heft 2/II, 1985

58. Bray G A:

Definition, measurement and classification of the syndromes of obesity. Int.J.Obesity 2: 99-122, 1978

59. Hypertension Detection and Follow-Up Program Cooperative Group:
Variability of Blood Pressure and the Results of Screening. J.Chron.Dis. 31: 651-667, 1978

60. Schäfer T, Hermeking H:
     Methodische Überlegungen zur Nutzung des Risikofaktorenkonzeptes und getesteter
     Früherkennungsverfahren im Rahmen von Filteruntersuchungen. In: Herz-Kreislauf-
     Prävention, Hrsg: Ladwig KH, Urban & Schwarzenberg Verlag, München, Wien,
     Baltimore, pp.21-36, 1984

61. Leviton LC:
     The Yield from Work Site Cardiovascular Risk Reduction. J Occup Med 29: 931-936,
     1987

62. National Heart, Lung, and Blood Institute:
     Worksite Health Promotion and Human Resources: A Hard Look at the Data .
     Program Summary. NIH-Publication No: 85-2644, 1985

63. Nissinen A, Tuomilehto J, Kottke TE, Puska P:
     Cost-Effectiveness of the North Karelia Hypertension Program 1972-1977. Med Care
     24: 767-780, 1986

64. Weinstein M, Stason WB:
     Hypertension: A Policy Perspective. Harvard University Press, London, pp 140-165,
     1976

65. WHO:
     Report of the WHO on the Community Control of Hypertension, Geneva 21-23,
     November 1977. WHO-CVD/78.2, 1978

66. Gutzwiller F, Bühler FR:
     Die Erfassung des unbekannten Hypertonikers. Eine Verpflichtung zur
     Langzeitbetreuung. Münch Med Wschr 120: 427-430, 1978

67. Radice M, Alberti S, Alli C, et al:
     Long-Term Efficacy of Screening for Hypertension in a Community. J Hypert 3: 255-
     259, 1985

68. Grimm RH, Luepker RV, Taylor H, Blackburn H:
     Long-Term Effects of a Blood Pressure Survey on Patient Treatment in a Community.
     Circulation 65: 946-950, 1982

69. Garbus SB, Garbus SB:
Evaluation of a Mass Hypertension Screening Program. Prev Med 10: 340-352, 1981

70. Alderman MH, Melcher LA:
Occupationally-Sponsored,Community-Provided Hypertension Control. J Occup Med 25: 465-470, 1983

71. Foote A, Erfurt JC:
Controlling Hypertension: A Cost-Effective Model. Prev Med 6: 319-343, 1977

72. Medical Research Council Working Party on Mild Hypertension:
Course of Blood Pressure in Mild Hypertensives after Withdrawal of Long Term Antihypertensive Treatment. Br Med J 293: 988-992, 1986

73. Dannenberg AL, Kannel WB:
Remission of Hypertension. The Natural History of Blood Pressure Treatment in the Framingham Study. JAMA 257: 1477-1483, 1987

74. Stamler R, Stamler J, Grimm R, et al:
Nutritional Therapy for High Blood Pressure, Final report of a Four-Year Randomized Controlled Trial. JAMA 257: 1484-1491, 1987

75. Deutsches Institut zur Bekämpfung des Hohen Blutdruckes:
Nationales Blutdruck-Programm (NBP). Projektbeschreibung. Frankfurt: pmi-Verlag, 1985

76. Beilin LJ:
Epitaph to essential hypertension - a preventable disorder of known aetiology? J Hypert 6: 85-94, 1988

77. Steinberg H, Gefeller O, Dieckmann W, Füller A, Pfaff G, Heydrich R, Laaser U, Härtel U, Hense HW, Keil U:
Hypertoniediagnose in der Praxis von niedergelassenen Ärzten in Großstädten der Bundesrepublik. Eine vergleichende Darstellung der Münchner, Stuttgarter, Bochumer und Dortmunder Ärztebefragung. Abstract, 24. Wissenschaftliche Jahrestagung der Deutschen Gesellschaft für Sozialmedizin und Prävention, 15.-17. September 1988, Hannover

78. Foote A, Erfurt IC:
Hypertension Control at the Worksite. Comparison of Screening and Referral Alone, Referral and Follow up, and On Site Treatment. New Engl J Med 308: 809-813, 1983

79. Pappi FU:
Der Beitrag der Umfrageforschung zur Sozialstrukturanalyse. In: Pappi FU (Herausg): Sozialstrukturanalysen mit Umfragedaten, p. 9-40, 1979, Königstein

80. World Health Organization:
Report of a WHO Expert Committee: Arterial Hypertension.Technical Report Series, Nr.628, Genf, 1978

81. Conrad P:
Worksite Health Promotion: The Social Context. Soc Sci Med 5: 485-489, 1988

82. Final Report of the Working Group on Risk and High Blood Pressure:
An Epidemiological Approach to Describing Risk Associated with Blood Pressure Levels. Hypertension 4: 641-651, 1985

83. Schiele R, Schaller KH, Valentin H:
Zur Eignung des Reflotron-Systems in der Arbeitsmedizin. ArbeitsmedSozialmed Präventivmed 4: 98-102, 1987

84. Betz B:
Erste Erfahrungen mit einem Reflektometrie-System in der Arbeitsmedizin. Arbeitsmed Sozialmed Präventivmed 4: 103-106, 1987

85. Kammerer W:
Ansätze zur Integration betrieblicher Gesundheitsförderung - Leitfaden der Betriebskrankenkassen. Vortrag, 24. Wissenschaftliche Jahrestagung der Deutschen Gesellschaft für Sozialmedizin und Prävention, 15.-17. September 1988, Hannover